中华中医药史话丛书

黄帝内经史话

张 焱 著

中医古籍出版社

图书在版编目（CIP）数据

黄帝内经史话/张焱著. - 北京：中医古籍出版社，2013.2
（中华中医药史话丛书）
ISBN 978 - 7 - 5152 - 0341 - 6

Ⅰ.①黄…　Ⅱ.①张…　Ⅲ.①《内经》 - 医学史
Ⅳ.①R221 - 09

中国版本图书馆 CIP 数据核字（2013）第 014124 号

黄帝内经史话

张　焱　著

责任编辑　张　磊
封面设计　陈　娟
出版发行　中医古籍出版社
社　　址　北京东直门内南小街 16 号（100700）
印　　刷　北京金信诺印刷有限公司
开　　本　850mm×1168mm　1/32
印　　张　5.75
字　　数　100 千字
版　　次　2013 年 2 月第 1 版　2013 年 2 月第 1 次印刷
ISBN 978 - 7 - 5152 - 0341 - 6
定　　价　12.00 元

作者简介

张焱，女，1963年出生，吉林省梨树县人。医学硕士。现任长春中医药大学基础医学院内经教研室主任，副教授，中医基础理论学科硕士研究生导师。研究方向：《内经》理论运用与发展的研究，《内经》养生思想研究。

自幼继承家学，1981年考入长春中医药大学，毕业后留校任教。先后师从全国著名中医学家胡永盛教授、阎洪臣教授，受两位老师及中医家学的影响，重视对经典著作的研究与运用，多年来一直致力于《黄帝内经》、中医各家学说、中医运气学等方面的教学研究及中医临床医疗工作。对《内经》中的医学理论及历代各家的医学思想有深入的探讨和研究，具有较丰富的中医临床经验，对中医治疗学、养生学，均有独到认识。临床擅长内科杂病及妇、儿科常见病的诊治，以及调整亚健康状态，指导养生等。

先后讲授本科生、留学生、硕士研究生的《内经》、中医各家学说、中医运气学、《内经》研究进展、中医各家学说研究进展等不同层次的不同学科课程。所主讲的《内经》课程于2006年被评为国家级精品课程，所在的中医基础学科被评为吉林省中医药管理局重点学科。在教学实践中，注重理论联系实际，积极参与医疗实践工作（每周出门诊两天），用"大医精诚"严格要求自己，赢得患者好评。教学中注重对学生进行专业思想教育，注重引导学生掌握学习中医的正确方法，不断改进教学方法，丰富教学手段，尤其注重培养学生自学能力和专业素质，多次当选为校级优秀教师。

先后公开发表学术论文20余篇，参编著作12部，主持及参研的科研项目共计12项。

目　　录

第一章 《黄帝内经》成书前的社会背景

　　《黄帝内经》（简称《内经》），是我国现存最早的一部医学经典著作，它集中反映了我国古代的医学成就，奠定了中医学的发展基础，是中国医学发展史上影响最大的医学典籍。它的成编，确立了中医学的理论体系，为中国数千年来的医学发展奠定了坚实的基础，所以被后世医家尊为"医家之宗"。这样一部医学巨著的诞生，决不是偶然的，而是先秦医学发展的必然结果。在《内经》成书之前，曾有过更为古老的医药文献。据统计，《内经》所引用的古代医书多达 21 种①。这说明当时的医学已经发展到了一定的高度。而医学并不是孤立发展的，它是中国古代学术中的一部分，与同一时期社会各方面的学术理论、技术水平、哲学思想，以及对自然的认识论、方法论等，有着密切的关系。虽然医学理论的形成，必须以医疗实践作为基础，但是也离不开当时先进的哲学、自然科学及中国古代所特有的形式逻

---

　　① 龙伯坚. 黄帝内经概论［M］. 上海：上海科学技术出版社，1980：79－80.

辑、思维方法和思辨能力。因此,《内经》在成书之前,就已经具备了丰富的诞生条件和深厚的社会背景。

一、哲学思想的深刻影响

任何一门学科的发展,都离不开哲学思想的指导。中国古代的医学也是探索人类生命现象的学科,自然会受到当时流行的哲学观点和方法论的深刻影响。古代的医学家们就是运用当时的某些哲学理论,密切结合从临床实践中获取的医疗经验,不断升华、提炼,从而形成了独特的中医学理论体系。

(一)《黄帝内经》与《周易》

《周易》包括《易经》和《易传》,对整个中国古代自然科学产生过深刻的影响。《易经》成书于西周末期,《易传》成书于战国末期,而《黄帝内经》成书于西汉初年,所以,《周易》对《黄帝内经》不可能不产生一定的影响。

《周易》的基本要素是象、数、理、占,而贯穿于其中的宇宙观、方法论和哲学思想,则是其深层蕴意和内涵。

1. 太极衍化生成万物的宇宙观

《周易》的宇宙生成观具有"分化"的特征。《易传·系辞上》："是故易有太极，是生两仪，两仪生四象，四象生八卦。八卦定吉凶，吉凶生大业。"太极是一团混沌元气，元气分化阴阳、天地两仪，两仪分化春夏秋冬四象和象征世间万物的八卦。这种太极衍化理论力图探索宇宙的起源，解释宇宙万物衍生的进程，因为立论恢宏，玄思幽远，几乎影响了整个中国古代的学术界，《黄帝内经》也不例外。《黄帝内经素问·天元纪大论》指出："太虚寥廓，肇基化元，万物资始，五运终天。布气真灵，摠统坤元，九星悬朗，七曜周旋；曰阴曰阳，曰柔曰刚；幽显既位，寒暑弛张；生生化化，品物咸章。"此处的"太虚"即"太极"空虚之境，其间充满太虚元气，是宇宙天地、阴阳四时、自然万物产生的本原。历代医学家也多用乾坤两卦象辞解释太虚生化万物的过程。《周易》把太极看成世间万物的本原，认为自然界中的万物都是由太极分化而成的。世间万物是一个整体，整体包括许多部分，各部分之间密切联系，构成整体。如果想要了解部分（即个体），必须了解整体。把整体分解为部分，那么这分化后的部分既不能说明整体，也不再是原来意义上的整体了。由此可见，太极衍化理论赋予了《黄帝内经》理论体系整体观的特色，并贯穿于解释人体生理、病理、诊断、治疗、养生、预防等各个方面。因此，中医学诊治疾病，从整体观念出发，着重于功能、行为及其关系方面的理解，就是《黄帝内经》理论——"略于形迹，详于气化"的认识根源。

2. 意象思维的方法论

意象思维方式，亦称为象征，是用某种具体的物象、符号来说明某种抽象的观念或原则的思维活动，是一种由具体到抽象的飞跃。意象思维是中华民族传统思维的基本形式，优点是富于灵感，带有跳跃性和创造性。它发源于《易经》，在《易传·系辞上》中有："古者包牺氏之王天下也，仰则观象于天，俯则观法于地，观鸟兽之文与地之宜，近取诸身，远取诸物，于是始作八卦，以通神明之德，以类万物之情"。并通过八卦的形成和作用，对意象思维进行了具体的说明。意象思维能够"托物以明义，用小以喻大"，主要有观象、体悟意象、类推意象三个步骤。这为《黄帝内经》中所运用的"取象比类思维模式"和"运数比类思维模式"奠定了重要的理论基础。

《黄帝内经》中的取象比类是以对意象的体悟，使人们能够理解抽象的涵义，如《黄帝内经素问·生气通天论》中论述阳气的重要作用，并没有对阳气做出确切的定义，而是采用"阳气者，若天与日，失其所则折寿而不彰"的形象比喻来进行表述。"天与日"纯粹是由直观得到的事实，但是已经失去了作为一种纯粹自然物的独立性，取得了与其本身的某种特性相结合但实际却丰富得多的内容。《黄帝内经》中用以说明抽象道理的物象，是极其广泛的，有天象、地象、气象、色象、物象、生物象、社会象、生活经验象等内容。这些并不是对事物情理的简单象征与表达，而是蕴涵着创作者对物象的理解、把握、经验与感受，这其中包涵着观象、体悟意象和类推意象三个过程，是典型的意象思维方式。

运数比类思维模式，是借助于河图、洛书为主的易数实现对事物情理的象征与表达，并以此推衍对人体生理、病理的认识。易数是对事物情理的数字抽象，《黄帝内经》中用"七"、"八"表示人体阶段发育的时间起点，以"女子七岁"、"丈夫八岁"论述人体阶段发育的过程。这是因为少女属兑卦得七数，少男属艮卦得数为八，所以，人体的生长发育节律，在女子以七为基数，而在男子则以八为基数来计算。而对于人体与天地之间相应整体观的表述，则进行了数学抽象，《黄帝内经》中援引"其数八"、"其数七"、"其数五"、"其数九"、"其数六"等，来说明"五藏应四时，各有收受"的相互关系，这正是基于河图数，用以概括人与天地相应理论最抽象的数学描述。运用太过、其数成，不及、其数生，九宫八风之理，阐述运气常与变的规律，通过运数比类，揭示和探索出六十年间自然界的气候、物候以及人体疾病的基本规律。

3. 对立统一恒动的哲学观

《易经》的阴阳概念涵蕴于阴爻和阳爻的演变过程及其关系中，阴爻和阳爻是由数字的奇偶抽象而来，其原始的涵义具有对立的性质。泰卦乾下坤上，乾阳上升，坤阴下降，阴阳交感，始能通泰发展，卦名包涵着阴阳对立交感的哲学内涵。剥卦以阴消乾，以柔变刚；复卦群阴剥阳，一阳来复；剥卦与复卦对偶，具有阴阳消长的枢机。《易传·系辞下》："刚柔相推，变在其中。"以刚柔的相互作用揭示事物运动变化的原因。《易传·系辞上》："一阴一阳之谓道。"把阴阳的对立统一看成是事物运动变化的规律。《易传·说卦》："天地定位，山泽通气，雷风相薄，水火相射。"说明八卦相关两卦，相反相成，具有阴阳对立统一的涵义。并以寒暑交替、盈虚伸缩、物极必反等，揭示了阴阳相互消长的规律和阴阳之间相互转化的必然性。这些重要的哲学观点，无疑为《黄帝内经》发展运用阴阳对立统一恒动观解释人体生理病理等生命现象，奠定了坚实的理论基础。可以说，《周易》中的阴阳思想，开启了中国古代的哲学、科学、文学、医学、天文学、数学、地理学、农学等各个学科领域的广阔前景。

（二）诸子学说对《黄帝内经》的影响

《黄帝内经》成书于周、秦、汉诸子蜂起，百家争鸣的历史时期，其学术思想乃至文字语言风格等，都不同程度地受到诸子学说的深刻影响。而在诸子百家之中，对医学影响最大的首推道家，其次是儒家。

1. 老庄道家与《黄帝内经》

（1）老子

道家鼻祖老子，将"道"作为哲学的最高范畴，认为道是事物的本源及必须遵守的规则。有了道，才产生了天地自然界及万物，其中就包括人类。所以，老子认为道与天、地、人四者虽然都很重要，但是，道是最基本的，"故道大、天大、地大、人亦大"，而且必须是"人法地，地法天，天法道，道法自然"（《老子·二十五章》），清晰地说明了人与天、地、自然、道之间的关系。这种认识对《黄帝内经》有着深刻的影响，《素问·宝命全形论》中的"人生于地，悬命于天，天地合气，命之曰人"精辟论述，即基源于此。

当代有学者认为，老子五千言的文字表面上似乎在谈论哲学、养生、军事、历史等方面的内容，而实质上却是在阐述探讨人生的真谛、生命的本然等生命科学。老子论道，就是要告诉人们：在现象世界的背后，存在着一个无形的、永恒的、不变的世界，它虽然不是由有形的物质所构成，却也是"有物混成，先天地生"的，处于一种混然的状态，这就是宇宙产生的本源、生命的真实。这是老子对宇宙物质、客观世界从无形到有形，从微观至宏观产生过程的深刻认识。实质上，是老子以其超人的大智慧者的哲思，发现了自然界中蕴含着一种超物质的力量，这种力量可以产生生命、万物及生机，而这种超物质依然是"物"，只不过是极其微观，是人类尚无法能够见证得到的。因此，《素问·灵兰秘典论》中称其为"至道在微"。现代科学认为世界是物质的，世间万物都是由物质构成的，而构成万物的基本物质，即最微小的粒子是什么，目前尚无法得出结论，即使是中微子，已经很小了，但它依然由比其自身小的多的粒子组成，再微观还会有更细微的物质。当细微的物质不断相互作用、碰撞、结合，就会产生新的有形的物质，而这种新的有形物质在产生之前就已经具备了两种属性，就是阴阳。所以，"道生一，一生二，二生三，三生万物。万物负阴而抱阳，冲气以为和"（《老子·四十二章》），认为"道"产生了混沌之气（宇宙元气），即一，由一而分为二，即阴阳二气，阴阳二气交感便产生了万物，因此，天地万物都包含着阴阳这两种对立方面，二者在气的调和作用下达到平衡统一。由此而明确指出阴阳属性普遍存在于天地万物之中，这是老子对阴阳学说的一个贡献。而阴阳学说被引入医学，广泛应用于解释人体的生理、病理、养生、诊断、治疗等各个方面，正如《素问·阴阳应象大论》所说："阴阳者，天地之道也，万物之纲纪，变化之父母，生杀之本始，神明之府也。故治病必求于本"。

老子还认为宇宙的万物都处在运动变化之中，并以其独到的运动观阐明了宇宙万事万物运动变化的根本属性，认为动是永恒的，静是相对的，否认永恒的静止不变观，而在《黄帝内经》中处处可体察到这种变化观的存在。用阴阳变化说明疾病的发生、发展，正是《黄帝内经》的核心。老子以有无、多少、大小、高下、刚柔等相对立的事物，系统地揭示出事物的存在是相互依存的，正反两极存在着相互对立、相互更生、相互转化的关系，这些理论运用贯穿于《黄帝内经》理法方药的始终。

自然无为，是老子"道"的最重要观念，主张一切事物都应该顺应自然去发展，不可以按照人的主观愿望强行加以干预。老子提出"道常无为而无不为"（《老子·三十七章》），认为人的行为应该不妄动妄为，顺应自然，最终就能够达到无所不为、无所不成的境界。这种主张清静无为的思想，在《黄帝内经》中充分地反映出来，如"志闲而少欲"、"恬淡虚无"、"乐恬淡之态，从志快欲于虚无之守"等，成为中医养生学中"静神学派"所主张的最重要的养生方法及原则。

（2）庄子

庄子传承老子的道法自然之旨，认为恬淡无为才是人的本性。而《庄子》一书，是一本奇书，在中国哲学思想史上留下了深刻的影响。庄子能够利用各种言论论证自己的观点，阐释人生及世间万事万物之道。《庄子》全书，都成书于先秦时代，《内篇》是庄子自著，《外篇》、《杂篇》是弟子或后学所著。

《庄子·天适》："顺之以天理，行之以五德，应之以自然，然后调理四时，太和万物，四时迭起，万物循生。"这种认为人生于天地之间，应顺乎自然而养生的观点，对《黄帝内经》的影响很大。《素问·宝命全形论》指出："人以天地之气生，四时之法成"，这成为《黄帝内经》养生理论的核心。

庄子重视调神养生，主张"虚无无为"，"无视无听，抱神以静"，"目无所见，耳无所闻，心无所知，汝神将守形，形乃长生"等，并发展老子"专气致柔，能婴儿乎"的返璞归真的观点，阐明内养调神可以达到人体形与神和谐统一的道理。《黄帝内经》将这些珍贵的思想引入养生学领域，而发展成重视人体精、气、神、形的摄神养生理论和方法，可以说，《黄帝内经》中的养生学主张及其理论原则，巧妙地继承、运用和发展了老庄的养生思想。此外，庄子的"吹呴呼吸，吐故纳新"、"导引神气，以养形魄"等，对《内经》中气功导引等养生的重要方法也有很深刻的影响。有学者认为，《黄帝内经》中的吐纳练气摄生方法与庄子的呼吸吐纳法一脉相承，并且在具体修道入静的形式中产生了对人体生命基本物质和运动形式的崭新认识，其中一个最关键的环节，就是在这种情况下发现了人体的经络系统。

对于人的生理病理方面的认识，庄子认为人有"百骸、九窍、六脏"，人体运用"七窍以视、听、食、息"；而人的生死自然状态，以"气"为根本；四时情志反常是导致人体发病的原因；而"六气"、"五声"、"五味"失常，也是民病死的主因。可见，庄子思想对《黄帝内经》的养生奥旨及发微医理等，均产生了非常重要的深远影响。

（3）管子

战国后期，管子等道家学派提出了"精气"为万物根本的学说，而医学中重视"气"的思想在古代的一些哲学著作中，也留下了相互渗透的痕迹。在《管子》一书中，就把人的生命运动和思想纳入"气"的范畴，认为"气道乃生，生乃思，思乃知"（《管子·内业》），把人的生命、思想、智慧等，都归结为是源于"精气"而产生的。并且论述了精气是构成世间万物的精微物质，只要有精气存在，在不同的环境就会结合成不同的物类。这种精气理论渗透到医学领域，反映在《素问·天元纪大论》中，即"在天为气，在地成形，形气相感而化生万物矣"。

管子所说的"精气"包括"神"，即人的精神意识思维活动；《内经》则认为精是神的物质基础，而神，除了指精神意识思维活动以外，还是精的外在功能表现。《内经》中论"气"，更是多有精辟之论，其论述散见于各篇，广涉生理、病理、病原、养生、预防，及各种事物的许多方面，使先秦时期关于"气"的学说更加系统化，同时也使"气"的学说广泛应用于医药学、天文学、气象学等诸多领域。

管子在养生方面承庄老之学，并吸取了儒家之说，提出诗、乐、礼、敬、静一套调情、冶情、改情、定性的养生法及一些有益于身心健康和社会和谐的处世之道，强调"内静"、"性定"的重要性。尤其是对神之舍——心的生理功能方面的认识，对《内经》的影响很大。《管子》说："心之在体，君之位也"，"心也者，智之舍也"，"心处其道，九窍循理……上离其道，下失其事"等，并提出养心的法则是："心安是国安也，心治是国治也；治也者，心也；安也者，心也……援而用之，殁世不亡"。而《内经》中则有"心者，君主之官也，神明出焉……主明则下安，以此养生则寿，殁世不殆"的论述，由此可见，《管子》中的学说理论及主张，在很大程度上对《黄帝内经》产生了深远的影响。

2. 儒家学说与《黄帝内经》

儒家学说是在中国文明史经历了夏、商、周之后，由春秋末期的思想家、教育家孔子所创立。孔子在总结、概括和继承了夏、商、周三代传统文化的基础上，逐步发展为以"仁学"为核心的儒家学说思想体系，并成为中国影响最大的流派，也是中国古代的主流意识。儒家学说，特别是其中的教育思想，是中华民族传统文化的核心内容，是支持中华民族长期延续发展的精神支柱，对整个中华民族的心理素质、文化素养与民族性格的形成，都起着极其重要的作用。儒家学说思想，对中国、东亚乃至全世界，都产生过深远的影响。

儒家基本上坚持"亲亲"、"尊尊"的立法原则，维护"礼治"，提倡"德治"，重视"人治"。儒家思想对中国古代社会的影响很大，被统治者长期奉为正统思想。尤其是儒家主张"为人子者，不可不知医"，"君有疾饮药，臣先尝之；亲有疾饮药，子先尝之"。而儒学为"仁学"，医术乃为"仁术"，所以，儒者当知医，医者必习儒。

（1）孔子

孔子一生所倡导的重要伦理道德是"仁"与"礼"，提出"仁者爱人"、"泛爱众而亲仁"、"己所不欲，勿施于人"（《论语·颜渊》）等仁爱慈善的主张，这也正是成为一个医生所应该具备的基本道德条件和职业要求。医学的研究对象是人，要求行医的人必须怀着一颗爱人的仁德之心，在诊治疾病时要耐心询问、细心观察、用心体会，力求做到"不失人情"，即全面了解、掌握、分析病人的病情。因此，《素问·疏五过论》中规范了医生在学医时，一定要了解医生在临床实践中容易犯的"五过"，要严格遵守"四德"，只有这样，才能成为一个遍知病情而少有失误的"良工"，不会成为不知病情而误人性命的"粗工"。并且强调"天覆地载，万物悉备，莫贵于人"（《素问·宝命全形论》）的以人为本、以命为贵的关爱人权、重视人性的主张，鼓励医生要不断看书学习，要具备终生的学习能力等。

孔子指出："知者乐水，仁者乐山；知者动，仁者静；知者乐，仁者寿"。（《论语·雍也》）又说："大德……必得其寿"（《中庸·第十七章》），即仁慈、善良、心胸开阔、正直坦荡、道德高尚的人，就是一个能够适应社会，且生理、心理健康，有高尚品德的人。这样的人，也是最符合养生之道的人，所以能够得以健康长寿。这是孔子学说在养生方面的主张，对医学的影响非常大。《素问·上古天真论》中说："嗜欲不能劳其目，淫邪不能惑其心，愚智贤不肖，不惧于物，故合于道。所以能年皆度百岁而动作不衰者，以其德全不危也。"强调道德修养对延年益寿的重要性。

在教化人们对待饮食起居方面，孔子也提出了许多符合养生要求的宝贵建议，如"食不厌精，脍不厌细"、"鱼馁肉败不食，色恶不食，臭恶不食，失饪不食"等，这些要求都是有益于健康且符合卫生的饮食标准。并提倡饮食要有节制，认为"肉虽多，不使胜食气，唯酒无量，不及礼"，强调不可酒肉过量，这与《素问·痹论》中所论"饮食自倍，肠胃乃伤"的观点是一致的。《论语》中还有"寝处不适，饮食不节，劳逸过度者，疾共杀之"，指出人的居处失宜、饮食不节、劳逸过度，是导致疾病发生的重要原因，这与《内经》中所论病因病机学说也有相同之处。

孔子在修身养性方面，特别强调了"定、静、安"以正其心的重要性。《大学》中说："知止而后有定，定而后能静，静而后能安，安而后能虑，虑而后能得。"又说："所谓修身在正其心者，身有所忿懥则不得其正，有所恐惧则不得其正，有所好乐则不得其正，有所忧患则不得其正。心正在焉，视而不见，听而不闻，食而不知其味，此谓修身在正其心。"这对于静修、气功、导引等养生方法有着深刻的影响，指出了内炼养性、静修正心所能达到的境界与水平，突出了以静为主、重在正心的养生观。孔子还教化人们要将养生贯穿于人生的整个生命过程，并提出了著名的"君子三戒"："少之时，血气未定，戒之在色；及其壮也，血气方刚，戒之在斗；及其老也，血气既衰，戒之在得。"（《论语·季氏第十六》）指出人生三个重要阶段具有不同的生理特点，修养各有侧重。人在年轻时，正值生长发育时期，体内血气尚未稳定，要避免贪恋女色；人在壮年时，身体发育成熟，血气旺盛，要避免争强好斗；人在老年时，身体渐趋衰弱，血气也逐渐虚衰，应避免贪得无厌。孔子提出的"三戒"，极为准确的抓住了不同年龄段人性中的弱点，明确阐述了其既损德、又伤身的危害性，劝诫人们一定要重德修身，以利于健康长寿。

孔子认为"人之患"，在于欲望太多，所以提出"无欲则刚"的观点。没有私欲的人，能够做到无欲无求，为人刚正无畏，行事公正坦荡。这样的人，宽容泰和，淡泊自若，能够获得精神上的快乐和身体上的健康，达到心身俱佳，得以享受真正的快乐人生。因此，孔子说："君子坦荡荡，小人常戚戚。"认为有德的君子，注重德行的修养，心胸开阔，浩气长存，人格完善，心地光明，以仁待人，精神爽朗，邪气难侵，有益于健康长寿。小人则相反，经常处于患得患失、局促忧愁的心境状态，难得心理平衡与安宁，心术不正，损人利己，巧言附势，伤心耗神，必然有损于身心健康，与长寿无缘。

孔子一生为人师表，自强不息，以德养寿，修身养性，以乐自娱，饮食有道，生活规律，所以他一生都保持着旺盛的精力，周游讲学，传经布道。孔子高尚的人格，博大的胸怀，深邃的思想，渊博的学识，使其得以身强志坚，德高望重，成就了伟大的事业，以"至圣先师"的形象屹立于世人的心目之中，成为后人"仰之弥高，钻之弥深"的光辉楷模与典范。其学说思想，对《黄帝内经》产生了极其深远的影响，《素问·上古天真论》以"德全不危"概述了修德养生的重要意义。

（2）孟子

孟子（约公元前 372～公元前 289），名轲，字子舆，邹（今山东邹城市）人，是战国时期著名的思想家、教育家、散文家、政治家，也是儒家著名代表人物之一。孟子师承子思（一说是师承自子思的学生），继承和发展了孔子的思想，提出一套完整的思想体系，著有《孟子》七篇。孟子维护并发展了儒家思想，提出了"仁政"学说和"性善"论观点，坚持"以人为本"的主张。他的思想对后世影响很大，《孟子》一书被奉为儒家经典，后与《论语》、《大学》、《中庸》合称为"四书"。后世尊称孟子为"亚圣"，地位仅次于孔子。其思想与孔子思想合称为"孔孟之道"。

孟子学说对《内经》的影响主要表现在天人关系方面。《孟子·万章上》曰："天与贤，则与贤，天与子，则与子……非天所能为也。"认为世间的一切，皆由自然所成就，其中也包括人，人由天定。反之，人又与天相通应，即："尽其心者，知其性也；知其性，则知天矣。"（《孟子·尽心上》）这种"天人合一"的观点，在《黄帝内经》中颇为常见，如"人与天地相应"（《灵枢·邪客》），"人与天地相参也，与日月相应也"（《灵枢·岁露》）等，将人与自然界看成一个统一的整体，认为人是宇宙间的万物之一，与天地万物有着共同的生成本原；人产生于自然界，依赖自然条件而生存，而人的生命活动必然受到自然环境的制约和影响。这种"天人相应"的整体观念，是《内经》理论体系的学术特点之一，也是中医学理论的特点之一。

孟子继承了孔子的德治思想，发展为仁政学说，成为其政治思想的核心，把伦理和政治紧密结合起来，强调道德修养是搞好政治的根本。孟子把道德规范概括为四种，即仁、义、礼、智；把人伦关系概括为五种，即"父子有亲，君臣有义，夫妇有别，长幼有序，朋友有信"。孟子哲学思想的最高范畴是天，把天想象成为具有道德属性的精神实体，认为天是人性固有的道德观念的本原。孟子对孔子以"仁义"为标准的人格美的形成，都做出了合理的解释，从而发展并完善了孔子的思想。孟子从人作为生命的主体和人生存的意义角度，强化了孔子"仁"的理论的思想内涵，使之成为具有生存价值的一种理想与信念。孟子坚信人性本善的观点，认为应以"人"为中心，主张有"仁政"、"王道"理论。他认为人性是与生俱来的，人生来就具有"善端"，也就是有为善的倾向。这些"善端"是天赋的，为心中固有的，因此又叫"良知"。他强调后天教育至关重要，认为人的本性虽然具有仁、义、礼、智的"善端"，但还必须通过教育，加强道德修养，尽量去扩充和发展这些"善端"。因此主张只要人们不断地探索内心的"善端"，就会通过对人性的了解而达到对天命的认识。由此而突出强调内心的道德修养，主张"养心莫善于寡欲"，即修养心性的最好办法是减少物质欲望。这与《素问·上古天真论》中"志闲而少欲"的观点是一致的。同时，孟子也不否认后天环境对人性的影响，强调社会因素对个人修身养性的影响作用。他认为后天的环境可以改变先天的心性，社会风气、后天的恶习，可以使人丧失善良的本性；认为教育的作用和环境的影响对于人身的修养，比政治的作用更有效果。因此，他指出："善政不如善教之得民也。善政民畏之，善教民爱之，善政得民财，善教得民心。"（《孟子·尽心上》）认为重视社会教育，以人为本，教化从善，亲民爱民，提高整个社会的道德修养，并能做到"富贵不能淫，贫贱不能移，威武不能屈"的完善人格，才能实现国富而民强的理想社会。正因为孟子具有这样博大的胸怀、远大的理想、卓越的见识、乐观进取的生活态度，才能够成就不凡的事业，并得以享有84岁的高寿。可见，孟子就是儒家圣贤中修养有素的成功典范。

综上所述，先秦时期，中国社会已经具备相当发达的理论思维和高水平的哲学思想，在当时自然科学与哲学尚未明显分开的情况下，正由于科学家们具有这种中国古代的特殊思维方式，因而创造了中国古代的科学理论，其中之一就是中医学。可以说，《黄帝内经》不仅是一部医学典籍，而且又是一部重要的哲学著作。

二、科学技术和科学思想发展的影响

科学史告诉我们，任何理论的产生及学科的形成，都离不开特定的社会、文化、科技发展的历史背景，《黄帝内经》中医学理论体系的形成、医学技术的发展，同样受到当时的科学技术发展水平的影响和科学思想的指导。

《素问·气交变大论》说："夫道者，上知天文，下知地理，中知人事，可以长久。"指出医学理论与天文学、地理学、社会人文等知识有着密切联系。《素问·举痛论》中说："善言天者，必有验于人；善言古者，必有合于今；善言人者，必有厌于己。"说明阐发医理，必须要借鉴各方面的相关知识。纵观《黄帝内经》，可以透视当时社会在各方面的科技成果和先进的科学思想，足以证实那个时代的科技发展水平。由此追溯中医学形成的时代背景，就不难发现，中国古代的科技发展水平，相当惊人。

(一) 天文学

中医学中有一个重要的组成部分——五运六气学说，简称运气学说。产生运气学说的自然基础是中国古代天文学。世界上任何一个国家和民族的医学，都没有像中国医学这样如此紧密地和天文学联系在一起。有学者认为，如果"把运气学说称为世界上最早的天文医学，这是毫不奇怪的；并把古天文学称为打开运气学说殿堂大门的钥匙，这也不是没有道理的。因为宇宙间日月星辰的运动，给地球上的所有生物，都直接或间接地带来重要影响，甚至可以说是地球生机的源泉、变化的动力、生杀的本始。"①

中国古代对于天文学的研究，可分为三个学说，即盖天说、浑天说、宣夜说。

盖天说的形成可以追溯到殷周时代，成书于公元前100年的《周髀算经》对盖天说做了记载，故也称周髀说。盖天说是人立于地面之上观测天象，依靠个人的感觉体验，提出"天圆地方"的观点，主张"天圆如张盖，地方如棋局"。后来，盖天说进一步发展成"第二次盖天说"，认为天地皆为拱形，天地如同心球穹，两

① 刘杰.中国运气学 ［M］.济南：黄河出版社，1990：23.

个球穹的间距是八万里，日月星辰的出没是由于远近所致，太阳则绕一个所谓的"七衡六间图"运行。七衡，是指七个同心圆。春夏秋冬，太阳在不同的衡上运动，冬至在最外的圆"外衡"上运动，夏至则在最内的圆"内衡"上运动，其它季节则在"中衡"上运动。以此说明日月星辰运行轨迹与四时气候的变化规律。

浑天说是人站在地球之外观测天象，依靠理性推理，提出"天包地外，地居于中"的观点。浑天说主张天如球形，地球位于其中心。浑天说大约始于战国时期，到了汉代，浑天说颇具影响，优于盖天说。当时的科学家根据浑天说制造了浑天仪，用于测量天体。张衡所制的浑天仪，是这个学说的生动体现。他在《浑天仪图注》中写道："浑天如鸡子，天体圆如弹丸，地如鸡中黄，孤居于内，天大而地小，天表里有水，天之包地，犹壳之裹黄，天地各乘气而立，载水而浮。周天三百六十五度又四分度之一，又中分之，则半一百八十二度八分度之五覆地上，半绕地下，故二十八宿半见半隐。其两端谓之南北极。北极乃天之中也，在正北，出地上三十六度。然则北极上规径七十二度，常见不隐。南极天地之中也，在正南，入地三十六度。南规七十二度，常伏不见。两极相去一百八十二度强半。天转如车毂之运也，周旋无端，其形浑浑，故曰浑天也。"浑天说认为天是一个球形，比盖天说更加进步，而且对天球的运转做出了定量的描述，与近代天球概念的视运动十分接近。这说明，此时中国古代天文学的研究水平已经相当高超。浑天说认为地球悬浮于太空之中，日月都是附在天球上作周期性运动。因此，浑天说不仅是一种宇宙理论，而且在实际测量天体的运行方面也有实用价值。浑天说产生以后，在相当长的一段历史时期内，浑天说和盖天说并存，互相驳斥。后来，浑天说在解释天体运动方面逐渐占优势，根据浑天说制造的浑天仪可以演示日、月、星辰的视运动，所以浑天说逐渐占主导地位。

宣夜说则是中国古代另一种颇具哲理的宇宙学说。是指夜间站在地面上观测天象，以日月五星为基准，提出"七曜或游或往，或顺或逆，伏见不常，进退不一，由乎无所根系，故各异也"（《晋书·天文志》）的观点。宣夜说认为天是没有形质的，无边无际的，其间充满气体，日月星辰漂浮在无限的气体中游来游去，这体现出朴素的无限宇宙观。宣夜说作为一种宇宙学说，有很多进步思想。

《内经》中的天文学思想，可以说是博取三家之长，以盖天而观天象，以浑天而观地球，以宣夜而主章法。《素问·五运行大论》说："夫变化之用，天垂象，地成形，七曜纬虚，五行丽地。地者，所以载生成之形类也。虚者，所列应天之精气也。形精之动，犹根本之与枝叶也，仰观其象，虽远可知也。"又说："地为人之下，太虚之中者也……大气举之也。"明确指出，仰观其象，是立地观察，俯观地球，是居天而视。其结论是地球为大气托举，悬浮在太虚之中。这与当代天文学的观测，没有两样。

最早的天文学著作是《天文星占》和《天文》。大约在公元前370年到公元前270年之间，齐国的甘德写了《天文星占》，魏国的石申写了《天文》，后人将这两部书合称为《甘石星经》，它是世界上最早的天文学著作。虽然这两部著作早已失传，但是从《史记》、《汉书》等史书记载中，可以证明这两部书记载了天文学方面一些领先世界的发现。如行星的逆行现象；列出了140多颗星的星表；发现了木星的最亮的一颗卫星——木卫二，这比欧洲科学家发现它，要早2000年。此外，对五大行星绕太阳运行一周的时间计算，也是相当精确，如火星为1.9年，而现在测得为1.88年；木星为12年，而现在测得为11.86年。

1973年，在马王堆3号汉墓出土的文物中，有一件珍贵的天文资料——《五星占》，是甘、石研究的继续。这份写在帛书上的天文学资料，约八千字。书中主要内容是关于金、木、水、火、土五大行星在天空中的方位、运动情况以及五大行星的会合周期等。比如，记载金星的会合周期是 584.4 天，比现代测定值只多 0.48 天；土星的会合周期是 377 天，比现代测定值只少 1.09 天。这些数据在 2200 年前测得，说明中国古代天文学成就在世界天文史上是无可比拟的。

可见，探讨古代天文学知识，不仅论证了中医学"天人相应"的科学理论，而且还从物质上探索了中医运气学说的成因基础。

（二）数学

在古代相当长的一段时期，中国的数学都居于相当发达的地位。大约在公元前二世纪至公元一世纪成书的世界数学名著——《九章算术》，它的许多成就居世界领先地位，奠定了此后中国在数学领域居世界前沿千余年的基础。书中记载了分数四则运算，比例算法，面积、体积的算法，及利用勾股定理进行测量的各种问题，还有开平方和开立方、一元二次方程、负数概念及正负数加减运算法则等。数学上的发达，为自然科学与各学科的发展奠定了良好的基础。《黄帝内经》中有很多关于人体测量与计算方面的数学问题，如《素问·天元纪大论》中："天以六为节，地以五为制。周天气者，六期为一备；终地纪者，五岁为一周。君火以明，相火以位，五六相合，而七百二十气为一纪，凡三十岁；千四百四十气，凡六十岁，而为一周，不及太过，斯皆见矣。"在《灵枢·骨度》中有："头之大骨围二尺六寸，胸围四尺五寸，腰围四尺二寸。发所覆者，颅至项尺二寸；发以下至颐长一尺，君子参折。"在《灵枢·脉度》中："手之六阳，从手至头，长五尺，五六三丈。手之六阴，从手至胸中，三尺五寸，三六一丈八尺，五六三尺，合二丈一尺……凡都合一十六丈二尺，此气之大经隧也。"这些都是通过数学的计算或测量而得出的有效数据。

（三）历法

中国古代对历法的研究与应用是世界闻名的。早在帝尧时代，就已经规定一年为 366 天，精确度与现在相差无几。到了商代，创造了十天干和十二地支的六十干支记日法，沿用了三千多年，直至今天。

在春秋末年，我国将一年分为 365.25 日，还规定一个月为 29.53085 日，非常精密。战国时期到汉初，历算学家发明了四分历，即以一回归年等于 365（1/4）日，一朔望月等于 29（499/940）日，十九个太阴年中插入七个闰月的历法。四分历兼有阴历月和回归年的双重性质，属于阴阳合历，它是兼顾太阳和月亮两种运动的历法，对《黄帝内经》的影响极大。《素问·六节藏象论》："日行一度，月行十三度有奇焉，故大小月三百六十五日而成岁，积气余而盈闰矣。"即把一年三百六十五天按月象分为十二个月，大月三十天，小月二十九天，大小月共三百五十四天，积十二个朔望月不足一年的时间，需要通过加置闰月得以调整。《素问》中"运气七篇大论"所载的中医五运六气历，实际上是对阴阳合历的创造和发展。中医运气学说中六十年一个周期的甲子年历，并不单纯是一个纪年的序数，而是具有生物学的含义在内。

（四）物候学

在天文、历法以及农业发展的同时，人们对物候的观察也十分细致。古人以五日为一候，一年二十四节气，共七十二候。人们以节气及物候的变化作为安排农事活动的依据。《吕氏春秋》、《礼记·月令》及《淮南子·时则训》等记载了四时气候变化规律及四季物化特征，指出春月为春阳布发生之令，夏月为夏气扬蕃秀之令，秋月为秋气正收敛之令，冬月为冬气正养藏之令，反映了春生、夏长、秋收、冬藏的自然规律。《黄帝内经》将气候、物候、病候的变化，纳入"四时五藏阴阳"及"五运六气"系统，从整体上研究和考察它们之间的相互联系以及周期性的演变规律，并且倡导四季养生方法，以维护人与自然的和谐而保持健康。可以说，《黄帝内经》中的许多观点，是天文历法知识与医学相结合而取得的成果。

（五）冶金技术

农业的发展为手工业提供了原料和市场，冶金技术的发展，不仅为兵器的制造提供了条件，同时也为医疗器具的制造提供了材料。《黄帝内经》中针刺医术的发展，与冶金技术是分不开的。随着冶金技术的进步，金属针具代替了砭石，并且根据临床需要分类为"九针"，这是医疗器械的重大进步，也是《内经》时代针刺技术盛行并达到高超水平的重要原因。

总之，自然科学的发展及科学思想的进步，极大地促进了医学理论的形成与医疗技术的提高。

（六）《黄帝内经》中引用的古代科技成果

1. 科学仪器

（1）圭表：在《素问·六微旨大论》中有"因天之序，盛衰之时，移光定位，正立而待之，此之谓也"

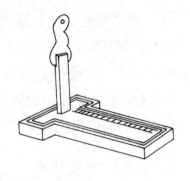

的论述，"移光定位，正立而待之"是指用仪器——圭表，来观察日光的移动，由此确定六气的盛衰。这说明自然界中风寒暑湿燥火六气的变化规律与日光对地面的照射有密切关系。古人由此发明出测试这一变化规律的科技仪器——圭表。

圭表，是我国最古老、最简单的天文观测仪器之一。表，指垂直立于地平面的一根标竿或石柱。圭，指正南正北向水平位置带有刻度的尺，日中时用来度量表影的长度。一般在日中时度量太阳光照射标竿所成影长，从其长短的周期性变化，可以测定一个回归年的日数和一年的各个季节变化规律。

（2）漏壶：是以漏壶滴水在刻箭上表示出时刻的记时器。漏壶一般由铜制成，它的历史可追溯到夏、商时期。漏壶也叫漏刻。漏，是指漏壶；刻，是指刻箭。箭，则是标有时间刻度的标尺。漏刻是以壶盛水，利用水均衡滴漏原理，观测壶

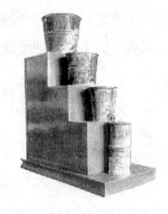

中刻箭上显示的数据来计算时间。

2. 科技著作——《太始天元册》

《素问·天元纪大论》中记载："帝曰：请闻其所谓也。鬼臾区曰：臣积考《太始天元册》文曰：太虚寥廓，肇基化元，万物资始，五运终天，布气真灵，揔统坤元，九星悬朗，七曜周旋，曰阴曰阳，曰柔曰刚，幽显既位，寒暑弛张，生生化化，品物咸章。臣斯十世，此之谓也。"指出《太始天元册》是五运六气学说的理论基础，是中国古代研究自然变化规律的专书。这说明在《黄帝内经》成书之前，自然科学研究领域就已经认识到自然界万物发生变化的根源及其规律。根据《周易·乾凿度》"太易者，未见气也；太初者，气之始也；太始者，形之始也；太素者，质之始也"所论，当时的科技水平已经涉猎到有形物质形成之初的微观领域。这充分说明中国古代的科学技术水平已经相当高超，从《黄帝内经》多次引用《周易》原文来看，书中所载的内容对于医学的发展与进步起到了非常重要的推动作用。

三、医疗实践经验的积累

医学史研究证明，有了人类生活，就有了医疗实践。医学的发展，是随着疾病的变化而不断发展进步的。《黄帝内经》中的医学成就，也不是突然在短时间取得的，而是在前人的基础上逐渐发展而形成的。纵观《黄帝内经》，其间引用了不少古代医书，充分说明在《黄帝内经》成书之前，医学已经发展到了一定高的水平，并且积累了丰富的临床实践经验与理论主张，为《黄帝内经》的诞生奠定了雄厚的基础。虽然我们现在无法见到这些医书，但从《黄帝内经》引用的内容及作用来看，依然可以推测出这些医书的珍贵价值，从中可以管窥那个时代医学发展的概况。

（一）《黄帝内经》所引用的医学基本理论书籍

有学者研究统计，在现存的《黄帝内经》中，先后引用有明确书名的古代医书，共计 21 种。这些医书，广泛涉及医学基本理论、病理学、诊断学、治疗学、医学气象学等诸多领域，足见当时的医学发展水平已经趋于完善。

1.《上经》

在《素问》中的"疏五过论"、"阴阳类论"、"病能论"、"气交变大论"中都引用了《上经》书名，而在后两篇中还引用了《上经》中的内容。《黄帝内经素问·病能论》：“《上经》者，言气之通天也。”《素问·气交变大论》：“《上经》曰：'天道者，上知天文，下知地理，中知人事，可以长久。'”由这些内容可以看出，《上经》中所探讨的内容，涉及天道自然规律以及人与自然相通应的关系等。

2. 《下经》

与《上经》相对，应当是一部书的上下两部分，分为两册。《素问》中"疏五过论"、"阴阳类论"在列举《上经》的同时，也列举了《下经》。在《素问·病能论》中有："《下经》者，言病之变化也。"《素问·逆调论》："《下经》曰：'胃不和则卧不安。'"《素问·痿论》："故《下经》曰：'筋痿者，生于肝，使内也。''肉痿者，得之湿地也。''骨痿者，生于大热也。'"可见，《下经》应当是一部论述疾病病因病机的病理学著作。

据《史记·扁鹊仓公列传第四十五》记载，仓公淳于意的老师公乘阳庆"有古先道遗传黄帝、扁鹊之脉书，五色诊病，知人生死，决嫌疑，定可治，及药论书，甚精"等禁方书，全部传给了淳于意，使得淳于意"受其脉书上下经、五色诊、奇咳术、揆度阴阳外变、药论、石神、接阴阳禁书……诊病决死生，有验，精良"。由此可见，《上经》《下经》这两部医书，在西汉初期仍然流传在世上，并且在当时应该是行医者秘传、学医者必读的重要医籍。

3.《阴阳》

《素问》的"病能论篇"中有："论在《奇恒》《阴阳》中"，在"阴阳类论篇"中有："却念《上下经》《阴阳》《从容》"，在"解精微论"篇中有："教以经论，《从容》《形法》《阴阳》"，等等，都列举了《阴阳》这部医书的书名。在《素问·著至教论》中有："子不闻《阴阳传》乎？"又《素问·阴阳类论》："决以度，察以心，合之《阴阳之论》。"这两处经文所说的"阴阳传"、"阴阳之论"，概为《阴阳》一书的简称或别称，应该是论及阴阳学说在医学中具体应用方面的内容。

4.《大要》

在《黄帝内经》的运气七篇大论中，多次引用了《大要》一书中的内容。如《素问·六元正纪大论》说："《大要》曰：'甚纪五分，微纪七分，其差可见。'"又《素问·至真要大论》中说："《大要》曰：'君一臣二，奇之制也；君二臣四，偶之制也；君二臣

三，奇之制也；君二臣六，偶之制也。'……故《大
要》曰：'粗工嘻嘻，以为可知，言热未已，寒病复始，
同气异形，迷诊乱经。'……故《大要》曰：'彼春之
暖，为夏之暑。彼秋之忿，为冬之怒。谨按四维，斥候
皆归，其终可见，其始可知。'……《大要》曰：'少
阳之主，先甘后咸；阳明之主，先辛后酸；太阳之主，
先咸后苦；厥阴之主，先酸后辛；少阴之主，先甘后
咸；太阴之主，先苦后甘。佐以所利，资以所生，是谓
得气。'……故《大要》曰：'谨守病机，各司其属，
有者求之，无者求之，盛者责之，虚者责之，必先五
胜，疏其血气，令其调达，而致和平。'"可见，《大
要》中的内容涉及辨证、组方原则、用药法度、分析病
机等许多方面，对"至真要大论"等运气七篇理论具有
深刻的影响。

5.《本病》

在《素问·痿论》中有："故《本病》曰：'大经
空虚，发为肌痹，传为脉痿'"的论述，说明《本病》
也是阐述疾病发生发展变化的病理学医著。《素问》中
原有"本病论"一篇，可惜此篇与"刺法论"篇在梁
朝就已经亡佚了，无法知道其中的内容是否就是《本
病》一书中所论的部分或者是全部内容。

（二）《黄帝内经》所引用的诊法治法方面专书

1. 《五色》《脉变》《揆度》《奇恒》

在《素问·玉版论要》中有"《五色》、《脉变》、
《揆度》、《奇恒》，道在于一"的论述，从书名中可以
看出，这四部书都是关于诊法方面的著作。《五色》应
该是通过望面部五色诊病的色诊方面的书；《脉变》是
一部论述切脉诊病的诊断学专著；《揆度》一书，在其
他篇中也有引用，如《素问·玉版论要》说："《揆度》
者，度病之浅深也。"《素问·病能论》说："《揆度》
者，切度之也。揆者，方切求之也，言切求其脉理也。
度者，得其病处，以四时度之也。"可见《揆度》是一
部诊断学专著。而《奇恒》一书，《内经》中也引用多
次，在《素问·病能论》中有："《奇恒》者，言奇病
也。奇者，使奇病不得以四时死也。恒者，得以四时死
也。"由此可知，《奇恒》应当是一部论述临床辨识疑
难奇病的医书。

2. 《九针》《针经》《刺法》

《素问·三部九候论》中有："余闻《九针》于夫
子。"在《素问·八正神明论》和《素问·离合真邪

论》中也有《九针》中的引文，说明《九针》一书在《黄帝内经》成书之前就已经存在于世，是一部专论针刺疗法的医著。

《素问·八正神明论》中说："法往古者，先知《针经》也。"可知，《针经》也是一部古代论治针刺疗法的专书。

而《刺法》书名，多次出现在《素问》中的"评热病论"、"腹中论"、"奇病论"、"调经论"之中，而在《灵枢》的"官针篇"、"逆顺篇"中，引用原文有四处之多。可见，《刺法》一书，在当时对《黄帝内经》中重视运用针刺疗法的影响很大。

上述三部专论针刺的医书，充分显示出在《黄帝内经》成书之前，医疗技术已经发展到相当高的水平，并且在针刺治疗疾病方面已经积累总结了大量丰富的经验。

总之，透过这些珍贵的史料记载，我们了解到：在古代中国，先贤们通过长期医疗实践经验的积累，在《黄帝内经》成书以前，已经有许多医学文献问世。这些医学典籍为《黄帝内经》的成书，奠定了坚实的理论基础。

第二章　《黄帝内经》的成书过程

一、《黄帝内经》的成书年代和作者

关于《黄帝内经》的作者和成书年代，尽管历代不少史学家和医学家们通过了多方考证，但仍存有歧见。

（一）成书于黄帝时代

主张《黄帝内经》为黄帝时期成书的医家、学者，根据《黄帝内经》中有"黄帝曰、岐伯曰"等文字记载，认为本书是在黄帝时期，黄帝与岐伯等探讨医理，后由雷公等授业传播而编辑整理成书。魏晋时期的著名医家皇甫谧指出："《黄帝内经》十八卷，今有《针经》九卷，《素问》九卷，二九十八卷，即《内经》也……又有《明堂孔穴针灸治要》，皆黄帝岐伯选事也。三部同归，文多重复。"（《针灸甲乙经·序》）认为《针经》，即《灵枢》与《素问》、《明堂孔穴针灸治要》三部古代医书，都是黄帝与岐伯等医学家所探讨的医学论著，成书年代自然都是在黄帝时期。

唐代的王冰、宋代的史崧，均赞同此说。在北宋年间，奉敕校正医书的林亿、高保衡等人也支持此看法，指出："或曰《素问》、《针经》、《明堂》三部之书，非黄帝书，似出于战国。曰：人生天地之间，八尺之躯，脏之坚脆，腑之大小，谷之多少，脉之长短，血之清浊，十二经之血气大数，皮肤包络其外，可剖而视之乎！非大圣上智，孰能知之？战国之人何与焉！大哉《黄帝内经》十八卷，《针经》三卷，最出远古。"（《新校正黄帝针灸甲乙经序》）这种看法，一直影响到明清的众多医家。

世人确信《黄帝内经》为黄帝时期成书，与崇古尊经思想的影响是分不开的。

黄帝是传说中中华民族的始祖。据史书记载，轩辕黄帝是五帝之一，其父为少典国君，母是少典国君之妃，名附宝，曾在野外看见闪电绕过北斗星，感天而孕，廿四月后而生下黄帝于轩辕之丘，因此名曰"轩辕"，姓公孙，长于姬水，故又以姬为姓。黄帝"生而神灵，弱而能言，幼而徇齐，长而敦敏，成而登天"（《素问·上古天真论》），说明黄帝生来就不同寻常，聪明绝世。他是公元前二千四百多年前黄河流域一位著名的部落首领，建国于有熊（即今河南郑县西北），故又号有熊氏。其部落和炎帝的部落同居于西北高原，同出于少典氏。轩辕联合炎帝，打败由蚩尤率领的九黎族，代神农而成为部落联盟的首领，成为"黄帝"，都城建于涿鹿（即今河北直保安州）。历史上尧、舜及夏、商、周历代帝王，都是黄帝的后裔，故称"轩辕后裔"、"炎黄子孙"。因此，后世传说黄帝为中原各族共同的祖先，中华民族均系炎黄子孙。

黄帝时期有许多发明创造，如制造兵器，开路搭桥，制造车船，以通行四方；建立六相五官制，卜占日月星辰及八风，探求五行之理，建纲天文星象，并运用干支甲子，制作盖天观测天象，置闰月，以知时节；又命仓颉创造文字；黄帝妻嫘祖，教民种桑育蚕，纺织制衣；制作农具、炊具，教民烹饪饮食；等等。

黄帝还请教岐伯、鬼臾区，并与俞跗、少俞、雷公等，研究人体气息脉搏等生理、病理、诊断、治疗方面的医学问题，又命巫彭、桐君处方服饵（饮食养生、药膳等），为民治病，使百姓得以健康长寿，活到自然寿限。并将其所讨论的相关医药学理论汇编成书，以永远保存下来，流传后世，这部书就是《黄帝内经》。

此种说法，多是神奇传说与推测，虽然少有文字依据及考古证明，使人难以信服。但是，仍有不少古代医家坚信中华文明始祖是具有超常智能的"大圣上智"，因此才具备这种发明医药、阐述医学理论的高超能力和智慧。

（二）成书于春秋战国时期

认为《黄帝内经》成书于春秋战国时期者，以文史学者居多。宋代以后的学者，一般多倾向于本书是战国时代（公元前475年～公元前221年）的作品。

宋·程颢《二程全书》中说："《素问》书，出战国之末，气象可见。"

明·方以智《通雅》说："谓守其业而浸广之，《灵枢》、《素问》也，皆周末笔。"认为此处的"周末"，即指战国时代。

清·魏荔彤《伤寒论本义·自序》曰："轩岐之书，类春秋战国人所为，而托于上古。"

持此论的学者，纷纷从历史背景、书中的内容、文字、笔法上进行了初步论证，但仍然缺乏充分有力的证据。

（三）成书于西汉时期

认为《黄帝内经》成书于西汉时期的人，既有古代学者，更多的则是现代学者。学者们多从《黄帝内经》的语言风格、写作特点、纪时习惯等方面推断。

宋·聂吉甫说："《素问》既非三代以前文，又非东都以后语，断然以为淮南王之作。"

淮南王，即西汉初淮南王刘安。

刘安（公元前179年~公元前122年），西汉思想家、文学家。汉高祖（刘邦）之孙，袭父封为淮南王。好读书鼓琴，善为文辞，才思敏捷，奉汉武帝（刘彻）命作《离骚传》。曾"招致宾客方术之士数千人"，集体编著《鸿烈》（后称《淮南鸿烈》，也叫《淮南子》）。被《汉书·艺文志》列为杂家。其内容以道家的自然天道观为中心，综合先秦道、法、阴阳等各家思想，认为宇宙万物都是"道"所派生的。"道"是"覆天载地"、"高不可际，深不可测"的东西，归结为"达于道者，反于清静，究于物者，终于无为"。刘安在政治上主张"无为而治"，后因为谋反事发自杀，受株连者达数千人。《淮南子》中说："世俗之人，多尊古而贱今，故为道者，必托之于神农、黄帝而后能入说。"说明在西汉时期，尊古之风盛行，写书者多流行冠以"神农"、"黄帝"等，托名以表示尊崇祖先之意。

近现代的学者在前人的研究基础上，进一步从《黄帝内经》的学术思想、社会背景，及所反映的科学技术水平和各种文化现象等，多角度据实考证，并采用了20世纪70年代以来的一些重要考古新发现，从而得出了《黄帝内经》一书是中国古代医学理论的总结汇编，编辑成书于西汉年间的结论。

（四）成书于东汉时期

有学者根据《内经》中的"五藏五行观"应当出现于东汉，从而认为其成书可能在西汉末至东汉末之间。近代也有学者依据考古学成就支持此说。1973年，湖南省长沙马王堆3号墓出土了一些简帛医书。墓主人是西汉初年封于长沙的轪侯利仓之子，下葬于汉文帝初元十二年（公元前168年），随葬的简帛书中有《阴阳十一脉灸经》、《足臂十一脉灸经》、《五十二病方》、《脉法》、《导引图》等14种（其中帛书10种，简书4种，书名为整理者所定），整理者据帛书的字体近篆及某些结构特点，而认定其抄写年代大约在秦汉之际。而且上述两部《脉灸经》帛书，均少一条手厥阴经，并且均有脉无穴，也没有五行，书中虽然涉及一些脏腑，但没有十二经脉内系十二脏腑的概念，也没有四肢和内脏由经脉相联系的记载，从而肯定了这两份帛书是《黄帝内经》成书以前的作品，它们既然出自于西汉墓，则《黄帝内经》的成书年代，应当在其后的东汉。

（五）非一时一人之作

通观《黄帝内经》诸篇，可以看到不同篇章中所反映的社会背景、纪时纪年、学术思想、医理粗精、诊疗技术的运用以及文章笔法、文字使用、篇幅大小等，都存在着一定的差异，这说明在《黄帝内经》成书之前，不同的学术观点、学术论文，甚至学术流派，早已产生并且历代流传，经过不同时代不同医家们的整理、加工、补充和完善后而编辑成册。因此，多数学者认为，《黄帝内经》并非一个时代的成就，决非出自一人之手，而是在一个相当长的时期内（上限为战国，下限为西汉）医学家们经验的总结汇编。书名冠以"黄帝"，只不过是托名而已，并不是黄帝时代由黄帝所著。

从史料记载可以推断，《汉书》之前的《史记》是一个重要标志。《史记》之前的《左传》、《国语》和《战国策》等先秦史书，记载医事甚少，并且也没有将医学与黄帝联系起来。《史记》记载了上自黄帝，下至汉武帝长达三千多年的历史，书中着重记载了各个时期科学文化的发展史，对先秦和汉初诸子及其著作皆有介绍，并专为战国的秦越人（扁鹊）、汉初的淳于意（仓公）两位医家作传，但却未见有关《黄帝内经》之类的书名。如果当时《黄帝内经》已经成书流传，那么，阅遍朝廷藏书、考察过全国各地的太史公——司马迁，是应该见得到的，依理也应该把它写进《史记》之中。而从《史记·扁鹊仓公列传》中所记载的一些古代医书名以及仓公"诊籍"中的病名、诊治方法等来看，与

《黄帝内经》之间存在着明显的差异，说明《黄帝内经》的成书时间应当晚于仓公时代。仓公、淳于意行医的年代处于汉文帝时期，相当于公元前二世纪的上叶。而《史记》的成书时间，是在作者司马迁入狱（时为公元前99年）之后。如此推测，《黄帝内经》的成书时间当在《史记》之后、《七略》之前的西汉中后期。

纵观《黄帝内经》，其资料来源久远，涉及地域广泛，引用文献丰富，所以，可以断定，"《内经》并非一时一人之手笔，大约是战国至秦汉时期，许多医家进行搜集整理、综合而成，其中甚至包括东汉至隋唐时期某些医家的修订和补充。"[①]

二、书名的由来

（一）《黄帝内经》

《黄帝内经》这一书名，最早见于《汉书·艺文志》。《汉书·艺文志》是我国现存最早的目录学文献，由汉代著名史学家班固撰写，简称《汉志》。《汉书·艺文志》是作者根据刘歆《七略》增删改撰而成。《七

---

① 甄志亚．中国医学史［M］．上海：上海科学技术出版社，1997：34．

略》虽然亡佚，但根据《汉书》仍可看出《七略》的旧貌，且可以从中了解到西汉文化典籍的概况。《汉书》是中国现存最早的系统性图书目录，并首创史志目录的体例，对后世目录学尤其是史志目录的发展，影响极大。在《汉书·艺文志·方伎略·医经家》中记载："《黄帝内经》十八卷，《外经》三十七卷。《扁鹊内经》九卷，《外经》十二卷。《白氏内经》三十八卷，《外经》三十六卷。《旁篇》二十五卷。右医经七家，二百一十六卷。"可见，在当时共存有医经七家，除了《黄帝内经》外，还有《扁鹊内经》和《白氏内经》，并且分别与相对而言的《外经》并存，还有一个《旁篇》。可惜，现在只有《黄帝内经》流传下来，其它的六部医经都散佚不传。

《黄帝内经》一书，冠名为黄帝，是因为黄帝为华族的始祖，为了追本溯源，托名以资尊崇。书中通过黄帝与群臣对医学的讨论，以黄帝与岐伯、鬼臾区、伯高、雷公、少俞和少师相互问答形式写成。

经，是常道、规范的意思。医书名经，说明本书是医学的规范，是习医者必须学习和遵循的法则。

近代有学者认为："《黄帝内经》是讲述医学基本

知识的，而《黄帝外经》应该是讲述医疗技术的"。①

（二）《素问》

《素问》一名，始见于东汉末年张机的《伤寒杂病论·自序》："感往昔之沦丧，伤横夭之莫救，乃勤求古训，博采众方，撰用《素问》、《九卷》、《八十一难》、《阴阳大论》、《胎胪要录》，并平脉辨证，为《伤寒杂病论》，合十六卷"。其次，见于魏晋时期皇甫谧的《针灸甲乙经·序》："按《七略·艺文志》，《黄帝内经》十八卷。今有《针经》九卷，《素问》九卷，二九十八卷，即《内经》也"。此后，《素问》书名一直沿用未变。

南北朝时期的全元起在撰注《素问训解》时说："素者，本也；问者，黄帝问岐伯也。方陈性情之源、五行之本，故曰《素问》。"② 素，指本始、根源。问，指黄帝与岐伯等群臣以相互问答的形式，陈源问本，深刻阐述精深的医学理论。

《素问》的内容包括人体藏象、经络等中医理论，及病因病机、诊断、辨证、治疗、预防、养生，以及人

----

① 湖北中医学院. 中医学概论 [M]. 上海：上海科技出版社出版，1978.

② 黄帝内经素问 [M]. 北京：人民卫生出版社，1963：1.

与自然、阴阳五行学说在医学中的运用，运气学说等多方面内容。

（三）《灵枢》

《灵枢》之名，是由《九卷》、《针经》逐步演变而来。最早见于《伤寒杂病论·自序》，名"九卷"，后《针灸甲乙经》将其称为"针经"。《隋书·经籍志》称之为"九灵"，唐代的王冰在《黄帝内经素问·序》中说："班固《汉书·艺文志》曰：《黄帝内经》十八卷。《素问》即其经之九卷也，兼《灵枢》九卷，乃其数焉。"始将其更名为《灵枢》。由于王冰（号启玄子）"自幼慕道"，所以受道家学术思想影响很大，而"灵"、"枢"均为道家常用语，王冰称书名为《灵枢》，意思是书中所阐述的医学理论是非常灵活、灵验、灵通的，同时也是极其关键、重要的。

《灵枢》中所论的内容与《素问》相近，尤详于经络、针灸而略于运气学说。二者在介绍基础理论与临床方面，内容互有补充阐发。

三、《黄帝内经》的沿革

据《七略》及《汉书·艺文志》记载，《黄帝内经》曾以十八卷的形式与《黄帝外经》等医经七家并传于世。

据考，最早提到《黄帝内经》书名的是西汉刘歆《七略》，可惜该书早已失传。根据《汉志》所记，最早整理校订《黄帝内经》一书的，是西汉的刘向（审定）、李柱国（具体负责），此书也亡佚不传。

自《七略》之后，直至东汉末年的一段时间里，《黄帝内经》是怎样流传于世的，无史书记载。东汉末年张机的《伤寒杂病论·自序》中列举了《素问》、《九卷》、《八十一难》等重要参考书目，其后，魏晋时期的皇甫谧也在《针灸甲乙经》中予以了印证。晋以后至隋唐，《黄帝内经》仍以《素问》和《针经》两书分别传世，卷数很少有变化。流传过程中，《九卷》的旧名，渐渐从史志和文献资料中消失了。

最早注释《黄帝内经》的医家是梁代的全元起，所著书名为《黄帝素问》，共八卷，是《素问》的全注本。此注本于北宋末年亡佚。

唐代王冰在宝应年间，面对残缺不全的八卷《素问》"世本"，对照家藏的"张公秘本"，进行了大量补注、整理工作，并补入运气七篇。但是，"刺法论"和"本病论"两篇，仍是仅存篇名。王冰把《素问》回复到八十一篇旧数，改为二十四卷，刊行于世。

现存最早的《素问》版本，是由王冰次注，经宋代

　　林亿、高保衡校正的《重广补注黄帝内经素问》，明代顾从德翻宋影印本。1963 年，人民卫生出版社影印出版。

　　《灵枢》为《针经》的另一传本，在传至宋代时已是残本。幸有高丽使者于宋哲宗元祐七年（公元 1092年）来我国献书，其中就有《黄帝针经》全本。哲宗于次年正月即诏颁高丽所献《黄帝针经》于天下，使此书复行于世。

　　至南宋绍兴二十五年（公元 1155 年），史崧"参对诸书，再行校正家藏旧本《灵枢》九卷，共八十一篇，增修音释，附于卷末，勒为二十四卷"，[①] 全称为《黄帝内经灵枢经》。史崧校正的《灵枢经》文字，后人未再改动，也成为元、明、清历代续刻的蓝本。元代胡氏古林书堂据史崧本重刻时又合并为十二卷，而胡氏刻本是现存最早的《灵枢经》传本。现今流传的《灵枢》版本，为明代赵府居敬堂刻本，是公认最好、最完整的版本。

---

① 田代华．灵枢经［M］．北京：人民卫生出版社，2005：9.

第三章 《黄帝内经》的主要内容

一、《黄帝内经》是一部什么书

《黄帝内经》，分为《素问》和《灵枢》两部分，各九卷，八十一篇，共计十八卷，一百六十二篇。书中所载内容极其丰富，除了医学知识外，还涉及天文、气象、历法、地理、生物等许多学科的内容。

（一）《黄帝内经》是一部医学基础理论书

《黄帝内经》比较全面地阐述了中医学理论体系的系统结构，反映出中医学的理论原则和学术思想，为中医学的发展奠定了基础。中医学发展史上所出现的许多著名医学家和医学流派，从其学术思想和继承性来说，基本上都是在《黄帝内经》理论体系的基础上发展起来的。《黄帝内经》理论的创见和完整性，在当时是无可比拟的，直到现在，中医学方面带有根本性的医学观点，基本上还未超出《黄帝内经》的范畴。有学者指出："书中贯彻始终的生命观念，迄今仍比现代西方医学高明。"①

《黄帝内经》中的基础理论，包括阴阳五行学说、藏象学说、经络学说、病因病机学说、诊断、治则治法、治未病学说、运气学说、养生学说等。千百年来，这些基础理论一直在有效地指导着中医学的临床实践，使中医学历经千年而发展不衰，并且越来越为世人所瞩目，显示出其强大的生命力。

(二)《黄帝内经》又是一部临床医书

《黄帝内经》中叙述了多种疾病，对其病因、病机、治则以及自然环境对疾病及人体的影响等，均有分析与认识，是世界医学文献中极其珍贵的部分。据余瀛鳌重订的《内经类证》分析统计，《黄帝内经》中所有病证可分为 44 类，311 种病候，广涉内、妇、儿、伤、针灸、推拿各科。在具体的治疗措施中，《黄帝内经》突出强调针刺的治疗作用，提出运用针刺治疗临床各种疾病的原则及方法，并且详尽介绍了各种医疗针具及各种针刺补泻手法。在运用药物治疗疾病方面，论述了临床用药法度与治则治法，规定了制方用药的原则，并创立方剂 13 首，记载了方名及药物组成。书中针对不同的

① 元阳真人. 黄帝内经（附白话全译）[M]. 西南师范大学出版社，1993.

病情与疾病种类，还采取一些其它的治疗方法，诸如按摩、导引、精神疗法等。这对《黄帝内经》理论能够行之有效地运用于临床实践，具有非常重要的指导意义，充分体现出《黄帝内经》基础理论与临床实践之间的密切关系。运用《黄帝内经》来指导临床实践，既能够做到学以致用，又能够通过临床实践的验证，加深对《黄帝内经》理论的理解，从而实现在医疗实践的过程中，使医学理论不断地得到升华。这充分显示出《黄帝内经》医学理论体系的科学性、实用性，及其不断发展的系统完善性。

（三）《黄帝内经》还是一部百科全书

《黄帝内经》还具有百科全书的特点，足以体现那个时代的科学水平。我们可以从中了解到中国古代哲学、汉语、人文、数学，以及天文学、气象学、历法学、地理学、生物学、心理学、乐理等多学科的研究成果。《黄帝内经》对人类医学的贡献，不仅在于它集中反映了中国古代的医学成就，而且也为现代医学展示了多学科研究医学的典范。正如明代著名医家李中梓在《医宗必读》中所论："上穷天纪，下极地理，远取诸物，近取诸身，更相问难，阐发玄微，垂不朽之弘慈，开生民之寿域。"说明医学与其他自然科学以及哲学之间是互相联系，互相渗透，互相影响的。这种学科之间的联系、渗透、融合，正是产生新学说、新理论的重要途径，也是学术发展的重要规律。这就是为什么《黄帝内经》中所确定的理论原则，至今仍然能够行之有效，并且还具有强大生命力的根本原因。

二、《黄帝内经》理论体系的主要内容

面对内容丰富，涉及广泛，义理深奥的《黄帝内经》，历代医家多选择分类的方法，对其加以注释研究。借鉴古今学者的研究成果，其理论知识大致可以分为养生、阴阳五行、藏象、血气精神、经络、病因病机、病证、诊法、论治、运气等十类。

（一）养生

养生，即保养生命的意思，又称摄生、卫生、道生。《素问·宝命全形论》说："天覆地载，万物悉备，莫贵于人。"认为人类生存于自然界中，为万物之灵，是高级智慧生物。人的生命，是最珍贵的。所以《黄帝内经》主张，人要懂得珍视生命，保全形神，以达到健康长寿。养生的意义就在于懂得养生之道，掌握并运用养生的原则与方法，实现祛病延年，健康长寿的目的。健康长寿是人类有史以来一直努力追求的目标，尽管影

响人体健康长寿的因素很多，诸如先天遗传、社会自然环境、医疗水平、个人营养状况等对健康长寿有一定的制约，但能否真正懂得养生之道，掌握并运用养生的原则与方法，仍然是决定一个人能否健康长寿的重要因素。

1. 人的自然寿命——天年

《素问·上古天真论》中说："上古之人，春秋皆度百岁，而动作不衰……而尽终其天年，度百岁乃去。"提出"天年"，就是天赋年寿，即人类的自然寿命。《尚书》说："一曰寿，百二十岁也。"即人类的自然寿命数应该是 120 岁。所以，只要掌握并运用养生之道，人类就能够健康长寿，就有希望活过百岁而身体健康无病。

据现代科学研究，人的自然寿命应该是多少呢？性成熟期推算法认为，生物的自然寿命约为其性成熟期的 8~10 倍，而人类的性成熟期为 14~15 岁，按此法推算，人的自然寿命应是 112~150 岁；生长期推算法认为，哺乳动物的自然寿命约为其生长期的 5~7 倍，人的生长期为 20~25 岁（以人的智齿长出时的年龄为准），按此法推算，人的自然寿命应是 100~175 岁；细胞分裂和分裂周期推算法认为，人体细胞在体外分裂传代 50 次即不能再分裂繁殖, 平均每次分裂周期约为 2.5～3.0 年, 按此法推算, 人的自然寿命应是 125～150 岁; 按照俄罗斯国家健康研究所节律研究室主任沃尔科夫提出的地球生物钟理论, 人的自然寿命为 280 岁; 还有人认为, 人的怀孕期为 266 天, 以自然界在发展过程中的结构或组织的变异时间推算, 人的自然寿命应是 167 岁。虽然尚无精确推算人的自然寿命的方法, 但是根据上述几种推算, 人的自然寿命在百岁以上是确切无疑的[1][2]。事实上, 实际寿命超过百岁的人还是很少的, 这都是由于人们不懂得养生, 不重视保健, 引发了一些影响寿命的因素而造成的。

养生活动对于个人来说, 是增进健康, 减少疾病, 延长寿命的重要保证; 对于一个民族来说, 它有利于提高全民族的健康水平, 能够促进国家的繁荣昌盛; 对于整个人类来说, 有利于促进人类卫生保健事业的发展, 提高人类的健康水平和生存质量。可见, 正确认识《黄帝内经》中的养生思想及方法, 科学地指导人们进行养生保健, 对实现人类的健康长寿具有非常重要的意义。

① 郭明章. 谈人的寿命 [J]. 教学参考, 1995, (1): 39 - 40.

② 于建平, 郑坚. 人的寿命及其研究方法 [J]. 生物学通报, 2001, 36 (8): 19 - 20.

2. 提出重要的养生法则

《素问·上古天真论》中说："上古之人，其知道者，法于阴阳，和于术数，食饮有节，起居有常，不妄作劳，故能形与神俱，而尽终其天年，度百岁乃去。"此段经文明确指出了《黄帝内经》中关于人体养生的重要法则。

（1）法于阴阳：即养生首先要懂得顺应自然界的阴阳变化规律来调节人体的阴阳。这是在"天人相应"观指导下提出的整体调摄原则。《黄帝内经》认为"人以天地之气生，四时之法成"（《素问·宝命全形论》）。人与自然界是一个整体，互相之间存在着密切的关系，自然界的变化直接或间接地影响到人体，而人体对这些影响也必然相应地反映出各种不同的生理活动或病理变化。因此，客观正确地认识自然规律，顺应四时阴阳的变化及寒暑季节的更替，适时养生，就能够有效强壮人体的正气，避免有害的邪气侵袭人体而发生疾病，损害健康。《素问·四气调神大论》根据一年四季中阴阳变化规律及气候变化对人体阴阳气血的影响，分别论述了春夏秋冬不同季节的养生法则，指出："春三月，此谓发陈……此春气之应，养生之道也……夏三月，此谓蕃秀……此夏气之应，养长之道也……秋三月，此谓容平……此秋气之应，养收之道也……冬三月，此谓闭藏……此冬气之应，养藏之道也。"说明一年四时有春夏秋冬不同的季节变化，万物随之有生长收藏的生化规律，而人体内的脏腑气血经脉也将随之出现相应的改变。因此，只有顺应四时阴阳寒暑季节的变化规律，适时地进行相应的养生调摄，才能达到顺应自然，防病延年的养生效果。

（2）和于术数：即运用各种修身养性的养生方法来调和人体，使人体阴阳气血保持协调。术数，指古人调摄精神、锻炼身体的一些养生方法，包括导引、按跷、呼吸吐纳、七损八益、气功修炼、瑜伽、保健操等，是对养生方法的总称。即明代著名医家张介宾在其著作《类经》中所注："修身养性之法"。《黄帝内经》中提出的"和于术数"，强调了养生保健需要有适当的、正确的一些调摄精神、锻炼身体的方法，人们要选择适应于自身健康所需要的养生方法，以调节情志，锻炼身体。这样，既能陶冶情操，又能强筋壮骨，达到心情愉悦、身体健康的养生目的。

（3）食饮有节：即食入的五味食物及饮入的酒水饮品等，要有一定的节制。《素问·生气通天论》中说："阴之所生，本在五味；阴之五宫，伤在五味。"说明饮食五味对人体五脏有"养"和"伤"的双重作用，只有饮食五味摄入适度、搭配合理，才能起到化生精微、补充营养，维持正常生理功能的作用。如果偏嗜五味，摄入过度，而五味各入其相应的五脏，就会导致脏气偏胜，出现脏腑功能失调而发生疾病。正如《素问·至真要大论》所说："五味入胃，各归所喜，故酸先入肝，苦先入心，甘先入脾，辛先入肺，咸先入肾，久而增气，物化之常也，气增而久，夭之由也。"说明饮食有所偏嗜，摄入过量，是引起人体脏气偏胜，从而破坏脏腑功能协调，引发疾病，危害生命的重要因素。

《黄帝内经》中的饮食养生，尤其反对过量饮酒，认为"以酒为浆，以妄为常，醉以入房，以欲竭其精，以耗（好）散其真"（《素问·上古天真论》），指出过量饮酒会迷乱心智，常会使人在醉酒后理智不清，纵欲狂欢，从而严重耗伤人体内的真精元气，损害健康。并告诫人们，"饮食自倍，肠胃乃伤"（《素问·痹论》）；"肥者令人内热，甘者令人中满"（《素问·奇病论》）；"高粱之变，足生大丁"（《素问·生气通天论》），阐述由于饮食不节，可以引发多种疾病的致病机理。

《黄帝内经》提倡饮食养生要注重"谷肉果菜"搭配合理，指出：

"五谷为养，五果为助，五畜为益，五菜为充，气味合而服之，以补精益气。"（《素问·藏气法时论》）

"谷肉果菜，食养尽之，无使过之，伤其正也。"
(《素问·五常政大论》)

"食饮者，热无灼灼，寒无沧沧，寒温中适，故气将持，乃不致邪僻也。"(《灵枢·师传》)

并由此阐明节制饮食物的摄入量，讲究食物营养搭配合理，冷热寒温适宜等，均是饮食养生中的重要方面。

从现代研究资料来看，谷类食物中含有糖类和一定数量的蛋白质，肉类食品中含有蛋白质和脂肪，蔬菜、水果中含有丰富的维生素和矿物质，只有做到饮食物中的合理搭配，荤素结合，才能使人体得到各种不同的营养，以满足生命活动的需要。现代营养学家认为，新鲜的蔬菜、水果、干果等食物的生物活性极高，是延年益寿的良好食物。

(4) 起居有常：生活作息要有一定的规律，即起居调摄。起居，指作息及日常生活中的各个方面。《黄帝内经》对起居调摄的论述，强调应当根据人体的生命节律安排作息时间。《内经》有关生物节律的内容包括日节律、月节律、季节律、年节律等，而对人体影响最明显的就是日节律或称昼夜节律。《素问·生气通天论》说："阳气者，一日而主外，平旦人气生，日中而阳气隆，日西而阳气已虚，气门乃闭。是故暮而收拒，无扰筋骨，无见雾露，反此三时，形乃困薄。"说明人体中的阳气与自然界的阳气在一日之中是同步节律的。因此，人要随着自然界阳气的消长节律而动，当日出阳气渐生之时，人就要起床活动；当日落阳气虚衰之时，人体中的阳气也相应地收闭于内，所以人们就要停止劳作，减少活动和外出，以免损伤阳气而受到外邪的侵袭。《灵枢·口问》说："阳气尽而阴气盛则目瞑，阴气尽而阳气盛则寤矣。"可见，白天人体阳气旺盛，组织器官的功能活动比较活跃，是安排工作、学习、室外活动的最佳时间；夜晚人体阳气相对较虚，组织器官生理功能活动相对低下，可安排一些室内休闲等活动，并一定要保证夜间睡眠的时间与质量。现代时间生物学已表明，人体的一些重要生命指标、生化指数、代谢水平甚至人的情绪，都是随着昼夜节律的变化而极有节奏地增减变化着。昼夜节律与人体的生理活动和生活习惯有着非常密切的关系，遵循这个节律安排每天的起居时间，有规律的生活作息，能够使大脑皮质在机体内的调节活动形成有节律的条件反射系统，这是维护健康的必要保证。

《黄帝内经》还认识到生活作息的规律应当随着季节的变化而作相应的调整，所以在《素问·四气调神大论》中指出：春三月要"夜卧早起，广步于庭"；夏三月要"夜卧早起，无厌于日"；秋三月要"早卧早起，与鸡俱兴"；冬三月要"早卧晚起，必待日光"。这是从"天人相应"的整体观念出发，根据春夏秋冬四时季节不同，而提出的顺时调整作息时间的养生法则。

（5）不妄作劳：即不要违背常规地劳作。劳，包括形劳、劳心、房劳三个方面，此处主要指体力劳动而言。合理的劳作有利于疏通气血，活动筋骨，增强体力，但违背常规地过度劳作，就会影响到健康。《素问·经脉别论》说："故春夏秋冬，四时阴阳，生病起于过用，此为常也。"过用，就是超过了常度，违反了事物固有的正常规律，以致筋骨肌肉受到损伤，从而引发疾病。所以，《素问·宣明五气》提出"五劳所伤"，即"久视伤血，久卧伤气，久坐伤肉，久立伤骨，久行伤筋"，阐述过劳对人体产生的危害。值得一提的是，过劳伤人，过逸同样有害。因为过于安逸，就会引起气血运行不畅，筋骨脆弱，身体的抗病能力下降，容易招致病邪入侵而生病。只有劳逸适度，做到"形劳而不倦"，才能使人体的正气不受伤害，维持体内阴阳平衡状态，达到健康无病而延年益寿。

3. 强调养生的基本原则

《素问·上古天真论》从内外环境两个方面，提出了人体养生的重要原则，即对外环境要做到"虚邪贼风，避之有时"，对人体本身要做到"恬惔虚无，精神内守"，这是养生的基本原则。

虚邪贼风，泛指一切异常的气候变化和外来的致病因素。虚邪，一是指外邪，即外界致病因素的泛称。因为外邪常常是在人体正气虚弱的情况入侵体内，所以称之为"虚邪"。二是指反时令的气候变化，与正当时令的气候变化相对而言。比如，在春季出现温而多风的天气，夏季出现炎热的天气，这是正当时令应该表现的气候变化。如果出现春季应温而反凉，夏季应热而反寒等不正常的气候变化，常称之为"非时之气"，又称虚风，此乃致病的邪气。

《黄帝内经》中认识到，外界的致病因素，是可以防范的，即"避之有时"。并通过运气学理论总结出自然气候变化的规律性，及自然气候对生物体，尤其是对人体的影响，运用五运六气自然之理，阐述宇宙间日月星辰的运行规律，天地间万物生长化收藏及生长壮老已的生化过程，以及人体生理、病理、诊法、治疗的基本原则。这是以自然界的气候变化以及生物体（包括人体）对这些变化所产生的相应反映作为基础，从而把自然气候现象和生物的生命现象统一起来，把自然气候变化和人体发病规律、治疗用药规律统一起来，从宇宙节律上来探讨气候变化对人体健康与疾病发生的影响关系。运气学理论充分地反映出中医学理论体系中"天人相应"的整体观念，突出了自然变化和人体生命活动的各种节律，在中医基本理论体系中，占有极其重要的地位。

现代有学者认为，运气学实际上是一种预测学。它可以预测来年天气的变化与相应会流行的疾病，以及人在自然中将面临的灾难祸福，并提供避免的方法。运用中医运气学理论，可以做到在不同的年份，预知该年将出现的气候变化情况及疾病流行情况，并根据不同季节（按五行将一年分为五季）、不同时节（按三阴三阳六气将一年二十四节气分为六个时节）的气候变化异常与否，来判断有没有虚邪贼风，从而指导如何防范外邪侵袭、养生保健，以及帮助分析病因病机，正确指导临床诊断治疗。因此，《素问·四气调神大论》说："夫四时阴阳者，万物之根本也。所以圣人春夏养阳，秋冬养阴，以从其根。故与万物沉浮于生长之门。逆其根，则伐其本，坏其真矣。故阴阳四时者，万物之终始也，死生之本也。逆之则灾害生，从之则苛疾不起，是谓得道。"强调指出人与外在自然环境息息相关，生命的根本在于阴阳二气的协调统一。顺应自然界的阴阳变化来调整人体内的阴阳，并使之保持相对平衡状态，是人体健康的重要保证。如果人们懂得注重"因时之序"而养生，就能够有效地防止病邪对人体的侵害，从而可以维护健康，祛病延年。

4. 预防为主的"治未病"思想

《素问·四气调神大论》说："是故圣人不治已病治未病，不治已乱治未乱，此之谓也。夫病已成而后药之，乱已成而后治之，譬犹渴而穿井，斗而铸锥，不亦晚乎！"此段经文的意思是：高明的医生不是等到有了疾病才开始治疗，而是在未病之时，就加以防御。就像治理国家一样，不要等到出现暴乱时，才开始研究平乱的方法，而是在未乱之前，就制定出各种防止暴乱发生的策略。如果疾病已经形成了才去治疗，暴乱已经发生了才去平定，这就好像口渴了才想到去挖井，遇到战争了才想到铸造兵器一样，岂不是为时已晚吗？由此而提出治未病的预防医学思想，反映了《黄帝内经》以预防为主的学术观点，这对后世中医学的发展产生了深远的影响。

"未病"包含无病状态，病而未发，病而未传几层涵义。中医"治未病"的根本原则在于顺应自然，平衡阴阳，通过预先采取措施，防止疾病的发生与发展。中医在长期的医疗实践中，充分认识到于未病之前先做好预防工作的重要性。例如，强调平素加强体育锻炼，调摄精神情志，就可提高机体抗病能力，或在疾病流行期间，一方面"避其毒气"，一方面服药治疗，这样便可以有效地防止疾病的发生。对于已经发生了的疾病，一是要防止其发展与传变（即防止恶化），如"见肝之病，知肝传脾，当先实脾"，就是说已经发现一处病变，由于事先知道此病变的发展趋势，可能会侵袭另一组织、器官，于是加强该组织、器官的防御功能，切断恶化的途径，疾病就不会恶化；二是对于反复发作的疾病，如慢性咳喘、冻疮等病易在秋冬季节发作，可在夏季就开始采取预防性治疗。实践证明，中医治未病思想可以为临床防病治病提供多种有效的途径和手段。在临床上，选择穴位贴敷、推拿、气功导引、练太极拳、食疗及丰富多彩的"自然疗法"等，就能够从中受益，增强体质，有效防止疾病的复发或传变。王琦提出的"辨体—辨病—辨证相结合的诊疗模式"，也为进一步丰富中医治未病的内涵提供了借鉴。

总之，治未病包含着预防为主、防微杜渐、早期诊断、早期治疗的医学思想，体现出《黄帝内经》重视生命的生存质量，提倡预防保健的科学主张。

5. 指出人类早衰的原因

《素问·上古天真论》说："以酒为浆，以妄为常，醉以入房，以欲竭其精，以耗散其真，不知持满，不时御神，务快其心，逆于生乐，起居无节，故半百而衰也。"指出如果人们常常把酒当成饮料那样嗜饮无度，工作生活繁杂无序并违反常规，喝醉酒以后又恣情纵欲而强行房事，就会因为欲望、嗜好过度而导致人体的真元精气严重损伤。如果人们只贪图一时的快乐，不懂得保持精气充盛，不善于调养自己的神气，生命就不会得到长久康乐。这样的人，往往年龄到五十岁左右就会表现出神疲倦怠，身体沉重，耳不聪，目不明，失眠健忘，齿发脱落，腰膝酸软，性功能低下等衰老状态。

这是因为过量饮酒，就会损伤脾胃，而脾胃是气血生化之源，为人体的后天之本。若脾胃虚弱，则气血化生不足，就会导致后天失养，人体抗病能力低下，可引发多种疾病。酒醉后强行房事，就会造成肾精损伤，肾为先天之本，是人体精气所藏之处，主骨生髓，人的体能与智能都由肾所主，即"肾者，作强之官，伎（技）巧出焉"。（《素问·灵兰秘典论》）若肾精不足，则人的体力和智能就会低下，出现早衰现象。经常生活杂乱无序，工作繁忙劳累，起居作息违背常规，或因为贪欲过度，狂欢作乐，就会严重损伤人体的精、气、神，导致体内的阴阳失衡，气血紊乱，脏腑功能失调，从而引发多种疾病而导致身体早衰。《黄帝内经》中强调指出，损伤脾胃和肾精，是导致人体早衰的重要原因，突出了中医学重视人体肾为先天之本，脾胃为后天之本的学术思想。

总之，《黄帝内经》中的养生学思想主张天人相应，内外兼顾，形神合一，动静结合，未病先防。这些主张对于现代研究预防医学、康复医学、人体科学等，具有重要的指导意义和珍贵的参考价值。

（二）阴阳五行

阴阳学说和五行学说来源于中国古代哲学，是构建《黄帝内经》理论的重要思想方法，并成为中医学的说理工具和方法论，贯穿于中医学整个理论体系中，用以说明人体的生理、病理，指导临床辨证论治、养生防病等各个方面。

1. 阴阳学说的医学运用

阴阳是自然界的基本规律，阴与阳是事物对立双方的概括。阴阳双方的对立统一运动，是事物运动、发生、发展、变化和消亡的根源。阴阳双方存在着相互对立、互根互用、互生互制、相互交感、相互转化的关系。正如《素问·阴阳应象大论》中所说："阴阳者，天地之道也，万物之纲纪，变化之父母，生杀之本始，神明之府也，治病必求于本。"阐明了阴阳的基本概念，成功地将阴阳学说引入医学，并提出诊治疾病必须以阴阳为根本这一基本原则，使阴阳学说广泛应用于医学领域。

（1）说明人体的组织结构：《内经》中指出"人生有形，不离阴阳"（《素问·宝命全形论》），"夫言人之阴阳，则外为阳，内为阴；言人身之阴阳，则背为阳，腹为阴；言人身之藏府中阴阳，则藏者为阴，府者为阳；肝、心、脾、肺、肾五藏皆为阴；胆、胃、大肠、小肠、膀胱、三焦六府皆为阳"（《素问·金匮真言论》），等等，说明人体是一个有机整体，人体内部充满着阴阳对立统一关系。而人的形体及脏腑组织无不存在着既对立又互根的阴阳关系，《黄帝内经》从天人相应角度，结合五脏各自的位置、对应关系及功能特点等，对其进行阴阳定性，并强调阴阳的可分性，阐述人的气质等，指出："天地之间，六合之内，不离于五，人亦应之，非徒一阴一阳而已也。盖有太阴之人，少阴之人，太阳之人，少阳之人，阴阳和平之人，凡五人者，其态不同，其筋骨气血各不等。"（《灵枢·通天》）并在《灵枢·阴阳二十五人》中将阴阳与五行相结合，把人的气质分为二十五种，分述人体不同的体质与性格。这种用阴阳气多少概括人体气质类型的方法，为中医学中体质学说的形成及因人制宜的治疗思想奠定了基础。

（2）说明人体的生理功能：《黄帝内经》认为人体正常的生命活动是机体阴阳双方保持对立统一协调关系的结果。如《素问·阴阳应象大论》中说："阳化气，阴成形……味归形，形归气，气归精，精归化，精食气，形食味，化生精，气生形。"这正是以机体形、气、精、化、味的相互作用过程，来说明人体功能与物质在维持机体生理状态下的作用。以人体的功能与物质相对而言，则功能为阳，物质为阴。而人体功能活动是以物质为基础的，同时，功能活动又是化生精微物质的动力，体现了阴阳互根、消长、转化等过程。说明人的正常生命活动离不开阴阳的相互制约和相互促进，"阳化气，阴成形"则是体内物质代谢的主要形式，"阴平阳秘"是人体健康的象征。人体的正常生理状态，就是机体阴阳相互依存、相互为用、互为消长和转化的过程，体现了《黄帝内经》阴阳学说的恒动观。

《黄帝内经》中强调机体内的阴精和阳气相互作用调和，共同保护着机体，抵御病邪的侵袭，生命才能维持正常活动。并指出"四时阴阳者，万物之根本也"（《素问·四气调神大论》），进一步强调机体生命活动的正常进行，还必须达到机体阴阳与四时阴阳消长协调一致，体现了《黄帝内经》重视人体自身阴阳协调、人体与自然界内外阴阳协调统一的整体观念。这与世界卫生组织于 1948 年提出的关于"健康不仅是没有疾病和衰弱，而是躯体上、精神上、社会上的完全康宁"的定义相比，其内涵完全相同。

（3）说明人体的病理变化：《黄帝内经》认为阴阳消长平衡是维持生命活动的基础和健康的保障，而阴阳消长失调则是疾病发生、发展、变化的内在因素和基本机制。其首先对导致机体阴阳失调的病邪进行阴阳划分，如《素问·调经论》中说："夫邪之生也，或生于阴，或生于阳。其生于阳者，得之风雨寒暑；其生于阴者，得之饮食居处，阴阳喜怒"。而对于生于阴者又作了进一步说明，《素问·阴阳应象大论》说："暴怒伤阴，暴喜伤阳。"《灵枢·百病始生》说："喜怒不节则伤藏，藏伤则病起于阴也。"对于生于阳者，《素问·天元纪大论》中有"寒暑湿燥风火，天之阴阳也"，指出风、寒、暑、湿、燥、火六种致病因素从外而入，虽属阳邪，但也可再分阴阳，即风、暑、火为阳，燥、寒、湿为阴，而燥又有凉燥与温燥之分。

其次是概括疾病发生的病理变化。《素问·阴阳应象大论》中的"阴胜则阳病，阳胜则阴病。阳胜则热，阴胜则寒"，是对疾病复杂病理变化的高度概括。在《素问·调经论》中提出"阳虚则外寒，阴虚则内热"

的理论，说明阴阳失调，不仅有偏胜的情况，而且有偏衰的情况。由此可见，人体内阴阳的偏胜偏衰，是疾病发生的基本病机。

（4）指导临床诊断：《素问·阴阳应象大论》中指出"善诊者，察色按脉，先别阴阳"，强调任何疾病，尽管症状、脉色等临床表现千变万化，但是都要依靠阴阳来概括，提示阴阳是诊察分析疾病的纲领。中医的八纲辨证，是中医学其他辨证的纲领，而阴阳又是八纲中的总纲，所以，中医临床诊断整体病情可概括为阴证和阳证，然后，再根据四诊的具体内容，再分阴阳，乃至表里、寒热、虚实。可见，大至整个病情，小至四诊的具体内容，都要分阴阳，只有分清了阴阳，才能做出正确的诊断，并以此确立恰当的治则治法，有利于临床治疗。

（5）指导临床治疗：《黄帝内经》中运用阴阳学说指导临床治疗，主要用以指导确立治则和概括药物的性味功能两个方面。强调指出临床治疗一方面要顺应四时阴阳对机体阴阳气血的影响，因时制宜；另一方面，还要重视地域环境、风土人情等因素的影响，因地制宜；此外，还要根据人的体质、性格、禀赋等不同，因人制宜。提出在疾病的治疗过程中要"谨察阴阳所在而调之，以平为期"，强调治疗的根本目的是协调阴阳，以恢复阴阳的平和协调关系。因此提出"阳病治阴，阴病治阳"、"阴中求阳，阳中求阴"、"从阴引阳，从阳引阴"、"寒者热之，热者寒之"、"热因寒用，寒因热用"、"塞因塞用，通因通用"等一系列针刺及药物的治疗法则。尤其是对药物气味、功能进行了阴阳的划分，奠定了中药药理学的基础。后世医药学家充实和发展了《黄帝内经》中的理论，从阴阳角度对药物功能、性味及升降浮沉的作用趋向，分别进行了概括，使中医药物学理论更加丰富、系统化。用阴阳概括药物的四气，则寒性、凉性属阴，热性、温性属阳。用阴阳概括药物的五味，则辛、甘味属阳，酸、苦、咸味属阴。药物的升降浮沉趋向分阴阳，则升、浮为阳，沉、降为阴。药物的功能分阴阳，则发散、渗泄等作用为阳，涌吐、泄下等作用为阴。而药物的功效，取决于药物的气味和升降浮沉等作用。

（6）指导养生防病：《黄帝内经》在阴阳学说的指导下，确立了一系列养生防病的原则和方法，认为养生的目的，就在于保持阴阳之间的相对平衡不被破坏。因此《灵枢·本神》中说："故智者之养生也，必顺四时而适寒暑，和喜怒而安居处，节阴阳而调刚柔。"一方面强调要"法于阴阳"，顺应天地自然界四时的阴阳变化规律，来调整人体的阴阳，以保持平衡状态不被破坏；

另一方面强调要通过调摄精神、节制饮食、按时作息、减少嗜欲等养生方法，保持人体自身阴阳的协调平衡以实现健康长寿，祛病延年。

2. 五行学说的中医应用

五行学说利用木、火、土、金、水五种元素及它们之间存在的生克制化关系，说明客观世界内部错综复杂的联系。《黄帝内经》中运用五行学说的理论，主要是借用木火土金水五类物质的特性、分类方法和生克乘侮的变化规律，具体解释人与自然的关系，以及人体正常生理功能、疾病变化，指导临床辨证论治，判断预后和康复等。

（1）《黄帝内经》借用五行特点认识人体脏腑组织器官等的性质与功能特点，并与自然界相联系，概括并建立了以五脏为中心的五大系统。如日出东方，阳气渐生，气候温和，万物复苏，生机盎然。自然界中的木主曲直，其性升发条达，东方木系统因而形成。人体内的肝具有主疏泄、喜条达而恶抑郁的功能特点，因而可归入东方木系统。由于肝与胆相表里，在人体主筋，开窍于目，其华在爪，所以，肝、胆、筋、目、爪等构成人体肝系统，与自然界东方木系统相应。与此相类，南方阳气旺盛，天气炎热，万物生长茂盛。火性炎上，其性升腾、向上，南方火系统因而形成。心具有温煦的功能特点，所以归入南方火系统。由于心与小肠相表里，主血脉，开窍于舌，其华在面，所以心、小肠、脉、舌、面等构成人体心系统，与自然界南方火系统相应。中央地平多湿，万物生长品类繁杂众多，土能生化长养万物，能够承载受纳，中央土系统因而形成。人体中的脾主运化水谷，是气血生化的源泉，所以可归入中央土系统。由于脾与胃相表里，主肌肉，开窍于口，其华在唇四白，所以脾、胃、肌肉、口、唇四白等构成人体脾系统。日落西方，阳气渐弱，气候清凉。金主坚硬，其性坚劲收敛，清肃变革，西方金系统因而形成。人体中的肺具有主肃降、主治节的功能特点，所以可归入西方金系统。由于肺与大肠相表里，主皮毛，开窍于鼻，其华在皮，所以肺、大肠、皮、鼻、毛等构成人体肺系统，与自然界西方金系统相应。北方气候寒冷，万物闭藏。水主滋润、下行，其性寒凉，北方水系统因而形成。肾具有主水、主藏精、滋养诸脏的功能特点，所以归入北方水系统。由于肾与膀胱相表里，主骨，开窍于耳及二阴，其华在发，所以肾、膀胱、骨、耳及二阴、发等构成人体肾系统，与自然界北方水系统相应。以五脏为核心的五大功能系统，为中医学理论体系中藏象学说的形成奠定了基础。

（2）说明五脏及其系统之间的相互关系。《黄帝内经》以五行之间的生克制化关系，说明五脏之间的递相滋生，递相制约的关系。如《素问·阴阳应象大论》说："筋生心……血生脾……肉生肺……皮毛生肾……髓生肝"；《素问·五藏生成》中说："心……其主肾也"，"肺……其主心也"，"肝……其主肺也"，"脾……其主肾也"，"肾……其主脾也"。这种促进和制约的关系，表现为生中有克，克中有生，相反相成，维持着脏腑机能的相对平衡以及正常生命过程。

（3）说明人体与外界环境之间的联系。《素问·阴阳应象大论》说："天有四时五行，以生长收藏，以生寒暑燥湿风；人有五脏化五气，以生喜怒悲忧恐"，强调指出，人是自然界中的成员，自然界的环境特点、气候特点及其变化，都直接或间接地对人的形体、脏腑功能和疾病变化等，产生一定的影响作用。这些理论认识，成为中医学整体观念的核心内容。

（4）指导诊断，说明疾病的传变。《黄帝内经》根据五脏系统的五行属性，分别认识疾病症状及其所属脏腑。指出肝"在变动为握"，心"在变动为忧"，脾"在变动为哕"，肺"在变动为咳"，肾"在变动为慄"；肝"病之在筋"，心"病之在脉"，脾"病之在肉"，肺"病之在皮毛"，肾"病之在骨"等。这说明肝主筋，其病变可出现筋脉抽搐拘挛等；心主血脉神明，其病变可见忧虑不乐等；脾主肌肉和运化，其病可见呃逆或肌肉上的病变；肺主皮毛，主宣发肃降，其病可见皮毛不泽或咳喘等；肾主骨生髓，为一身元阳之根，其病可见骨骼酸软无力或寒战等病证。这充分体现出《黄帝内经》的辨证思路，也是中医学脏腑辨证体系产生和完善的一贯思维方法。

《黄帝内经》中以五行学说来阐发说明疾病的传变关系，一是以五行相生关系论疾病的传变，后世概括为子病及母、母病及子两种形式。《素问·玉机真藏论》说："五藏受气于其所生……气舍于其所生"，"肝受气于心……气舍于肾"，"心受气于脾……气舍于肝"，"脾受气于肺……气舍于心"，"肺受气于肾……气舍于脾"，"肾受气于肝……气舍于肺。"这些论述说明疾病的传变规律属于子病及母的形式相传。《素问·阴阳别论》说："所谓生阳死阴者，肝之心谓之生阳……肺之肾谓之重阴。"说明疾病属于母病及子相传。二是以五行乘侮变化论疾病的传变，即"气有余，则制己所胜而侮所不胜；其不及，则己所不胜侮而乘之，己所胜轻而侮之"（《素问·五运行大论》），"五藏相通，移皆有次，五脏有病，各传其所胜"（《素问·玉机真藏论》），说明某脏有病，气胜有余时，则乘其所胜之脏，而侮其所不胜之脏；当气不及时，则导致所不胜之脏来乘、所胜之脏反侮的传变规律。《黄帝内经》这种以五行生克关系解释一脏有病可以通过母病及子或子病及母，或乘其所胜或侮其所不胜的途径，传及其他四脏的认识方法，是研究疾病复杂传变规律的方法之一。

（5）指导判断预后及疾病的治疗。根据五行生克关系预测病情轻重，判定其发展趋势，是《黄帝内经》掌握疾病预后情况的主要方法。其判断方式有三种：第一，五脏中某一脏发病，一旦传至所不胜之脏，则预后不良。如《素问·玉机真藏论》中说："肝受气于心，传之于脾，气舍于肾，至肺而死。"第二，某脏发病，脉见所不胜之脏的脉象，病情加重，预后不良；若见所胜之脏的脉象，则病有生机。如《素问·玉版论要》说："行奇恒之法，以有太阴，行所不胜曰逆，逆则死。"第三，根据发病之脏与季节、日、时辰的生克关系，推测病情的轻重变化。如《素问·藏气法时论》说："病在肝，愈于夏，夏不愈，甚于秋，秋不死，持于冬，起于春……肝病者，愈在丙丁，丙丁不愈，加于庚辛，庚辛不死，持于壬癸，起于甲乙。肝病者，平旦慧，下晡甚，夜半静。"《黄帝内经》中这种以五脏为中心，结合季节、日、时等分析病情，判断预后的方法，是中医学天人相应整体观的临床应用，也是中医时间医学的主要内容之一。

在运用五行学说指导疾病的治疗，主要体现在以下三个方面：第一，指出药食气味对疾病的宜忌，指导治病用药和食疗调养。①认为饮食、药物均有五味，分别入属五脏，因此在《素问·五藏生成》中说："心欲苦，肺欲辛，肝欲酸，脾欲甘，肾欲咸"，即酸味入肝，苦味入心，甘味入脾，辛味入肺，咸味入肾。并指出在五脏有病之时，宜用相应的所入五味治疗，禁用克病脏之味。同时提出"阴之所生，本在五味；阴之五宫，伤在五味"的著名观点，说明药食五味对人体有"补"和"伤"双重作用，不要偏嗜或过食五味。②某脏有病，选用入所不胜之脏的五味，通过调和所不胜的脏气而制其病脏，如"肺色白，宜食苦"，"肺苦气上逆，急食苦以降之"，肺属金，苦属火，火克金，取其相克的苦味来调节心的功能，从而间接平复肺气，起到调节肺脏功能的作用。③某脏发病，选用入其所胜之脏的五味，通过调所胜之脏气而抑其病脏，如"肝色青，宜食甘"，"肝苦急，急食甘以缓之"，肝属木，甘属土，木能克土，木病而治土，通过调节所胜的脾脏之气来反抑肝木之气。《黄帝内经》中的这些理论，经后世发展、升华，形成了药物归经理论，并在五行相生理论指导下制定了培土生金、滋水涵木、金水相生等治疗法则；在相克理论指导下确定了抑木扶土，培土制水，佐金平木，壮水制火等治疗法则。

第二，指导精神疗法的应用。《黄帝内经》认为"人有五藏化五气，以生喜怒悲忧恐"，即人的情志生于五脏，怒生于肝，喜生于心，思生于脾，悲生于肺，恐生于肾。由于五脏分属五行，所以情志之间也存在着生克关系，利用情志间的相互制约关系，就可以达到治疗精神疾病的目的。如《素问·阴阳应象大论》所说，"怒伤肝，悲胜怒"，"喜伤心，恐胜喜"，"思伤脾，怒胜思"，"忧伤肺，喜胜忧"，"恐伤肾，思胜恐"。这种根据五行相胜关系提出的"以情胜情"的治疗法则，广泛应用于中医临床，有效地指导了中医对精神疾患等方面疾病的治疗。

第三，指导针刺治病。《黄帝内经》运用五行学说，将五行与井、荥、俞、经、合五输穴相配合，确立了针刺治疗疾病的原则和方法，为后世针灸学中提出母子补泻法和子午流注针法奠定了理论基础。

综上所述，《黄帝内经》认为自然界中的万事万物并不是杂乱无章的，可以根据它们的形质特点分为五大类，而这五大类事物的运动又遵循着一定的规律。存在于客观世界事物内部的生克制化关系，正是推动万物生生不息，周而复始，变化无穷的主要动力和原因。因此，《黄帝内经》中利用五行学说的理论，为世人构筑出宇宙间万物的五行生化模式，并且以五行归类人体五脏、六腑、五体、五官、五志、五液、五声、五音等，建立了以五脏为中心的五个生理系统，这五个生理系统之间的生克制化关系，维系着人体的生命活动。概言之，《黄帝内经》对五行理论的运用主要体现在两个方面：一是按五行属性将天地人中众多的事物进行了分类，从而将人体脏腑器官、四肢百骸及其功能活动按其相关类属与自然界紧密联系起来；二是运用五行的生克乘侮理论说明五脏相互关系，解释病因病机，预测疾病传变，判断预后吉凶，确立治疗原则。

3. 四时五藏阴阳整体观

阴阳学说与五行学说各有特点，都有一定的局限性，因此，《黄帝内经》中二者常结合在一起阐述有关医学问题。五脏六腑各有阴阳属性，也各有五行属性，即"言阴与阳，合于五行，五藏六府，亦有所藏，四时八风，尽有阴阳"（《灵枢·官能》）在《素问·阴阳应象大论》中以阴阳化生五行为基本观点，进一步运用五行揭示了人体以及人体与自然界之间的整体关系，提出"四时五藏阴阳"的系统结构，即：应用意象思维、取象比类的方法，按照功能、行为相应或相似的原则，将天、地、人三个领域中的各种事物和现象进行五行系统归类，提出了以五脏为中心的内外相应整体观的系统结构，用以说明事物五行属性的两种关系，即相生关系和相克关系。

通过五行归类和生克制化，描述人体脏腑之间，脏腑与体表，以及人体与自然、社会的密切关系，建立了以五脏为主体，外应五时五气的五个功能活动系统，大体勾画出《黄帝内经》理论体系中"四时五藏阴阳"的系统结构，反映了《黄帝内经》理论体系的整体观念。这种整体观念，不仅对形成藏象理论具有深远的意义，而且还有指导临床实践的积极作用。

总之，《黄帝内经》充分运用了阴阳五行学说，并在运用中加以发展。阴阳五行理论与医学理论在《黄帝内经》中紧密结合在一起，成为中医学理论体系的重要组成部分。

（三）藏象

《黄帝内经》对人体生理活动的认识以藏象学说为核心。简单而言，藏象学说是专门研究"象"与"藏"相互关系的理论。人体的结构和机能是极其复杂的，人体的生命现象体现在完整的、活生生的机体上。虽然人体结构和功能有着密切关系，但《黄帝内经》中的藏象学说并不着重于形体结构的细微剖析，而是立足于生命活动所表现的各种征象来概括和阐释机体内部活动的实际情况，从人与自然的相互关系中把握生命活动的规律，从而揭示人体正常的生理活动规律。

1. 藏象的概念

"藏象"一词，出自于《素问·六节藏象论》。藏，有广义和狭义之分。狭义，专指五脏；广义，泛指居于体内的诸多内脏，包括五脏、六腑、奇恒之府等。象，有三种含义：一指内脏活动表现于外的生理或病理现象，二指内脏的解剖形态，三指内脏所通应的自然之象。

藏与象二者之间的关系是：以藏定象，从象测藏。

藏象学说是研究脏腑经脉形体诸窍的形态结构、生理活动规律及其相互关系的学说。形态结构，是指《黄帝内经》中记载的解剖知识；生理活动规律是藏象学说的重点，是以五脏为核心，联系诸腑、经脉、形体、官窍的肝心脾肺肾五个系统的生理活动。这五个系统不仅都受天地四时阴阳的影响，各系统之间也是相互联系的，从而起到认识人体整体与局部的生理活动规律的目的。

2. 藏象学说的内容

《黄帝内经》在古代人体解剖知识和生理病理知识的基础上，完成了人体组织器官的命名和分类，其中包括五脏（加心包络为六脏）、六腑、奇恒之府、经脉、形体、诸窍、精气神等，并确定了这些组织器官的功能作用和彼此之间的相互联系。

（1）五脏：是心、肺、脾、肝、肾的合称。在人的生命活动中，虽然五脏各自发挥着所主管的生理功能，但心的生理功能起着主宰的作用。五脏之间各种生理功能活动是相互依存、相互制约和相互协调平衡的。

心的主要生理功能有两个方面：一是主血脉，二是主神志。心开窍于舌，其华在面，在体合脉，在志为喜，在液为汗。手少阴心经与手太阳小肠经之间相互络属，所以心与小肠互为表里关系。

肺的主要生理功能是主气、司呼吸，主宣发和肃降，朝百脉、主治节。肺开窍于鼻，其华在毛，在体合皮，在志为忧，在液为涕。手太阴肺经与手阳明大肠经之间相互络属，所以肺与大肠互为表里关系。

脾的主要生理功能是主运化，主升清，主统血。脾开窍于口，其华在唇，在体合肌，在志为思，在液为涎。足太阴肺经与足阳明胃经之间相互络属，所以脾与胃互为表里关系。

肝的主要生理功能是主疏泄，主藏血。肝开窍于目，其华在爪，在体合筋，在志为怒，在液为泪。足厥阴肝经与足少阳胆经之间相互络属，所以肝与胆互为表里关系。

肾的主要生理功能是主藏精，主水，主纳气。肾开窍于耳及二阴，其华在发，在体合骨，在志为恐，在液为唾。足少阴肾经与足太阳膀胱经之间相互络属，所以肾与膀胱互为表里关系。

（2）六腑：即胆、胃、小肠、大肠、三焦、膀胱的总称。它们共同的生理功能是：将饮食物受纳腐熟、消化吸收，传化糟粕。《素问·五藏别论》说："六府者，传化物而不藏，故实而不能满也。所以然者，水谷入口，则胃实而肠虚；食下，则肠实而胃虚。"正因为六腑以传化饮食物为其生理特点，所以，中医学中有六腑"以降为顺，以通为用"的说法。

胆为六腑之首，又属奇恒之府。胆的主要生理功能是贮存和排泄胆汁，胆汁有助于饮食物的消化。

胃，又称胃脘，分为上、中、下三部。胃的上部称上脘，包括贲门；胃的中部称中脘，即胃体的部位；胃的下部称下脘，包括幽门。胃的主要生理功能是受纳与腐熟水谷，胃主通降，以降为和。

　　小肠上连于胃，下连于大肠，其主要的生理功能一是主受盛化物，即小肠接受经胃初步消化的饮食物，进一步消化吸收，将水谷化为精微物质；二是能够泌别清浊，即将经过小肠消化后的饮食物，分为水谷精微和食物残渣两个部分，并将水谷精微吸收，把食物残渣向大肠输送。小肠在吸收水谷精微的同时，也吸收了大量的水液，并将清者渗于前，注入膀胱形成尿液，将糟粕等浊者归于后，传于大肠而形成粪便。小肠的功能失调，可以引起腹胀、腹痛、呕吐、便秘、腹泻等病证。

　　大肠上连小肠下接肛门，其主要的生理功能是传化糟粕。大肠接受经过小肠泌别清浊后所传下的食物残渣，再吸收其中多余的水液，形成粪便，经肛门而排出体外。正如《素问·灵兰秘典论》所说："大肠者，传导之官，变化出焉。"

　　三焦，分为上焦、中焦、下焦。其主要的生理功能，一是能够通行元气，总主全身的气机和气化功能；二是能够通调水道，是水液运行的通道。

　　膀胱位于小腹中央，其主要的生理功能是贮存和排泄尿液。尿液是津液在肾的气化作用下生成而下输于膀胱的。尿液在膀胱内潴留至一定程度时，即可及时自主地排出体外。所以《素问·灵兰秘典论》中说："膀胱者，州都之官，津液藏焉，气化则能出矣。"膀胱贮尿和排尿的功能，需要依赖于肾的气化功能，说明膀胱的功能正常与否，取决于肾气的温煦、蒸腾、气化等作用。

（3）奇恒之府：包括脑、髓、骨、脉、胆、女子胞六个脏器组织。它们在形态上多属中空而与六腑相似，在功能上能够贮藏精气，又与五脏的生理特点相类似，似脏非脏，似腑非腑，所以称之为奇恒之府。

脑居颅内，为髓之海。主要生理功能是主管智慧记忆、头面七窍的感官功能等。髓由精生，精能够主骨生髓，说明髓既能充养于脑又能充养于骨，使人具有一定的智能和体能。脉是"血之府"，是血液运行的通道，营气与血液运行于脉中，循环往复，以维持全身的血液循环系统正常运行。女子胞，又称子宫、胞宫，是女子重要的生殖器官。其主要生理功能是产生月经和孕育胎儿。

（四）血气精神

《灵枢·本藏》说："人之血气精神，所以奉生而周于性命者也。"指出血气精神是人生命的根本。

血与气是维持人体生命活动最基本的物质。血由中焦脾胃接受消化饮食水谷，提取其中富有营养的精微物质，并经过复杂变化而成。血在脉中运行，内至五脏六腑，外达筋骨皮肉，起着濡养和滋润的作用，从而保证了生命活动的正常进行。气，由来源于肾中精气、脾胃所化生的水谷之气，以及由肺吸入的清气相合而成。人体的生、长、壮、老、衰全过程，无一不是依赖于气的作用而存在。气化是气的特殊运动形式，是《黄帝内经》对体内复杂的物质代谢过程的生动描述和深刻认识。气具有推动、温煦、防御、固摄、气化等作用。气的运动，称作"气机"。升降出入，是气的基本运动形式。正是因为人体的气是不断运动着的具有很强活力的精微物质，所以它能够流行、敷布于全身各脏腑、经络等组织器官，无处不到，时刻推动和激发人体的各种生理活动。

血属阴，气属阳。血与气之间互根互用，血与气之间的阴阳平衡，是人体健康的标志。若"血气不和，百病乃变化而生"（《素问·调经论》），因此，《黄帝内经》提出了重要的治病法则，即"疏其血气，令其调达，而致和平"（《素问·至真要大论》）。

精，包括禀受于父母的生命物质即先天之精和来源于水谷精微所化生的后天之精。《黄帝内经》认为精是生命的本源，《素问·金匮真言论》说："夫精者，身之本也。"精，是维持人体生命活动的基本物质，《灵枢·经脉》说："人始生，先成精。"

神，有广义和狭义之分。狭义的神，是指人的七情（喜、怒、忧、思、悲、恐、惊）、五志（神、魂、魄、意、志）等精神意识思维活动。广义的神，指人体生命机能活动的总括。神的活动以脏腑精气、人体气血为基础，又是脏腑功能活动的反映。五志，又称五神，分属于五脏，由五脏所藏精气所主，《素问·阴阳应象大论》说："人有五藏化五气，以生喜怒悲忧恐。"神的盛衰，直接反映生命机能的盛衰，即"得神者昌，失神者亡"（《素问·移精变气论》），因此，《内经》防治疾病乃至养生，常以"保精"、"养神"、"颐养精神"为原则。

精属阴，神属阳。对人体而言，精为本，神为用。精与神的关系要保持"阴平阳秘，精神乃治"（《素问·阴阳应象大论》），"积精"则可以达到"全神"。在病理情况下，精亏则神疲，精亡则神散。

（五）经络

1. 经络的概念

经络，是人体通行气血，沟通表里上下，联络脏腑组织器官的一个系统。

经络，是经脉和络脉的总称。经，有路径的意思；络，有网络的意思。经脉是主干，络脉是分支。《灵枢·经脉》说："经脉十二者，伏行分肉之间，深而不见……诸脉之浮而常见者，皆络脉也。"说明经脉大多循行于深部，络脉循行于较浅的部位，有的络脉还显现于体表。经脉有一定的循行路径，而络脉则纵横交错，网络全身，把人体所有的脏腑、器官、孔窍以及皮肉筋骨等组织联结成一个统一的有机整体。经络学说，是研究人体经络系统的生理功能、病理变化及其与脏腑、气血津液相互关系的学说。

2. 经络系统的组成

经络系统，包括经脉、络脉、经别、经筋、皮部等，由四大部分组成，即经脉、络脉、内属脏腑部分、外连体表部分。

（1）十二正经：依次为手太阴肺经、手阳明大肠经、足阳明胃经、足太阴脾经、手少阴心经、手太阳小肠经、足太阳膀胱经、足少阴肾经、手厥阴心包经、手少阳三焦经、足少阳胆经、足厥阴肝经。此十二经脉分布在人体内外，经脉中的气血运行是循环贯注的，即从手太阴肺经开始，顺次传至足厥阴肝经，再传至手太阴肺经，阴阳相贯，环行不休。

十二经脉的走向和交接是有一定的规律的。《灵枢·逆顺肥瘦》篇说："手之三阴，从脏走手；手之三阳,从手走头;足之三阳,从头走足;足之三阴,从足走腹。"即,手三阴经从胸部走向手指末端,交手三阳经;手三阳经从手指末端走向头面部,交足三阳经;足三阳经从头面部走向足趾末端,交足三阴经;足三阴经从足趾走向腹部、胸部,交手三阴经。这样,构成了手足三阴三阳经脉交相接续的经脉循环系统。十二经脉首尾依次连接,并分别与脏腑相连属。

(2)奇经八脉:是督脉、任脉、冲脉、带脉、阴跷脉、阳跷脉、阴维脉、阳维脉的总称。由于它们的分布不像十二经脉那样规则,同脏腑没有直接的相互络属,相互之间也没有表里关系,与十二正经不同,故称"奇经"。

《内经》中明确记载了十二经脉和督、任、冲三脉的起止、循行路线、生理功能和有关病候;对阴跷、阳跷、带脉和维脉的部位、功用也有粗略的描述。

(3)络脉:络脉是经脉的分支。《黄帝内经》中所载的络脉包括十五别络、胃之大络、浮络和孙络。别络是较大的和主要的络脉。十二经脉与督脉、任脉各有一支别络,再加上脾之大络,合为"十五别络"。别络的主要功能是加强互为表里的两条经脉之间在体表的联系。浮络是循行于人体浅表部位而常浮现的络脉。孙络是最细小的络脉。

此外，《黄帝内经》中还各辟专篇记述了十二经筋、十二经别、十二经水、十二皮部的名称、循行，并涉及到相关的一些病候。

（4）俞穴：在《黄帝内经》中有俞（腧、输）、节、气穴和气府等名称，据称总数为三百六十五个，但各篇所载不尽一致，且穴名总数远不足三百六十五之数。书中对一些特殊的俞穴，如井、荥、输、经、合五输穴以及背俞穴等，还专门进行了论述。

3. 经络的生理功能

经络的功能活动，称为"经气"。其生理功能主要表现在：

（1）沟通表里上下，联系脏腑器官。人体是由五脏六腑、四肢百骸、五官九窍、皮肉脉筋骨等组成的，它们虽各有不同的生理功能，但又共同进行着有机的整体活动，使机体内外、上下保持协调统一，构成一个有机的整体。这种有机配合，相互联系，主要是依靠经络的沟通、联络作用实现的。十二经脉及其分支的纵横交错，入里出表，通上达下，相互络属于脏腑；奇经八脉联系沟通于十二正经，十二经筋、十二皮部联络筋脉皮肉，从而使人体的各个脏腑组织器官有机的联系起来，构成了一个表里、上下彼此间紧密联系，协调共济的统一体。

（2）通行气血，濡养脏腑组织。人体各个组织器官，均需要气血的濡养，才能维持其正常的生理活动。而人体中的气血必须依赖于经络的传注，才能够通达全身，发挥其营养脏腑组织器官，抗御外邪，保卫机体的作用。所以，在《灵枢·本藏》中说："经脉者，所以行血气而营阴阳，濡筋骨，利关节者也。"

（3）感应传导作用。感应传导，是指经络系统对于针刺或其他刺激的感觉传递和通导作用，针刺中的"得气"现象和"行气"现象就是经络传导感应作用的表现。

（4）调节机能平衡。经络能运行气血，协调阴阳，使人体机能活动保持相对的平衡。当人体发生疾病时，出现气血不和及阴阳偏胜偏衰的证候，就可以运用针灸等治疗方法以激发经络的调节作用，达到"泻其有余，补其不足，阴阳平复"（《灵枢·刺节真邪》）的效果。现代实验研究证明，针刺相关经络的穴位，能够对各脏腑机能产生双向调整作用，即可以使功能亢进的得到抑制，又能使功能低下的恢复兴奋。

4. 经络学说的应用

《黄帝内经》中专论或主论经络的篇章有很多，包括《素问》中的"阴阳离合论"、"血气形志"、"皮部论"、"经络论"、"气穴论"、"气府论"、"骨空论"，《灵枢》中的"九针十二原"、"本输"、"根结"、"经脉"、"经别"、"经水"、"经筋"、"脉度"、"四时气"、"逆顺肥瘦"、"阴阳清浊"、"背俞"、"卫气"、"动输"等篇。对于经络学说的应用研究，历代医家均高度重视，在《黄帝内经》中也居重要地位。

《黄帝内经》强调指出："十二经脉者，人之所以生，病之所以成，人之所以治，病之所以起，学之所始，工之所止"（《灵枢·经别》），认为"经脉者，所以能决死生，处百病，调虚实，不可不通"（《灵枢·经脉》），说明人体中的经络关系到健康与疾病，生存与死亡，医疗与养生等诸多方面。

（1）阐释疾病的病理变化。在正常生理情况下，经络有运行气血，感应传导的作用；而在发生病变时，经络就成为传递病邪和反映病变的途径。因此，《素问·皮部论》指出："邪客于皮则腠理开，开则邪入客于络脉，络脉满则注于经脉，经脉满则入舍于府藏也。"说明经络是外邪从皮毛腠理内传至五脏六腑的传变途径。由于脏腑之间通过经脉沟通联系，所以经络还可以成为脏腑之间病变相互影响的途径。例如，足厥阴肝经挟胃、注肺中，所以肝病可犯胃、犯肺；足少阴肾经入肺、络心，所以肾虚水泛可以凌心射肺。至于互为表里的两经，更因或络或属于相同的脏腑，因而使互为表里的脏和腑在病理上常常相互影响，如心火下移于小肠，大肠实热，腑气不通，均可使肺气不利而导致喘咳胸满等病证。

经络也是脏腑与体表组织之间病变相互影响的途径。通过经络的传导，内脏的病变可以反映于外表，表现于某些特定的部位或与其相应的孔窍。比如，肝气郁结常见两胁、少腹胀痛，这是因为足厥阴肝经的循行"抵小腹、布胁肋"。真心痛患者除了感觉到心前区疼痛外，疼痛还会放射到上肢内侧缘，这是因为手少阴心经循行于上肢内侧后缘。还有胃火盛可见牙龈肿痛，肝火上炎见目赤等，都是经络传导的反映。

（2）指导疾病的诊断和治疗。由于经络有一定的循行部位和络属脏腑，可以反映所属脏腑的病证，因而在临床上就可以根据疾病症状出现的部位，结合经络循行的部位及所联系的脏腑，作为疾病诊断的依据。例如：两胁疼痛，多为肝胆疾病；缺盆中痛，常是肺的病变。又如头痛一病，痛在前额，多与阳明经有关；痛在两侧，多与少阳经有关；痛在后头部及项部，多与太阳经有关；痛在头顶，多与厥阴经有关。正如《灵枢·官能》所说："察其所痛，左右上下，知其寒温，何经所在。"指出经络对于临床诊断具有重要的指导作用。

经络学说被广泛地应用于临床各科的治疗，特别是对针灸、按摩和药物治疗，更具有较大的指导意义。针灸疗法与按摩疗法，主要是对于某一经或某一脏腑的病变，在其病变的邻近部位或经络循行的远端部位上取穴，通过针灸或按摩等手法，以调整经络气血的功能活动，从而达到治疗的目的。而穴位的选取，首先必须按照经络学说来进行辨证，判断疾病所属经络，再根据经络的循行分布路线和联系范围来选定。正如《素问·痹论》所说："五藏有俞，六府有合，循脉之分，各有所发，各治其过，则病瘳也"，指出了"痛处取穴"与"循经取穴"的治疗原则。药物治疗也是以经络为渠道，通过经络的传导转输，才能使药力直达病所，发挥其治疗作用。《黄帝内经》中强调某味归属某脏，以及五脏所喜，五脏所恶，五脏所欲等来说明某些药物对某一脏腑经络所具有的特殊选择性作用，指导临床用药，创立并形成了"药物归经"理论。

总之，经络学说的问世不仅为针刺技术的推行奠定了理论基础，而且在整个《黄帝内经》理论体系中占有极为重要的地位，对中医理论及临床医学的发展具有重要学术价值。

（六）病因病机

病因病机学说，是研究疾病的起因及其发生、发展和转归规律的学说。

1. 病因与发病

《黄帝内经》认为，外在自然气候的反常变化和内在情志的刺激，是导致疾病发生的两大重要致病因素，前者称为"六淫"，后者称为"七情"，并根据这些病因的来源不同，将其分为阴阳两大类。风雨寒暑等气候异常变化会产生六淫，入侵人体，病邪从外而入，所以属于阳；而饮食起居失常、情志过激等伤害人体，病由内生，所以属于阴。《黄帝内经》关于病因的分类，是中国最早的病因分类法，是后世医家提出"三因论"分类法的基础。

六淫是风、寒、暑、湿、燥、火六种外感病邪的总称。六淫致病各有其特点，但共同的特点是有季节性，如春季多风，夏季多暑，长夏多湿，秋季多燥，冬季多寒。若各季节的气候变化异常出现本气太过或非时之气，就会产生六淫。《黄帝内经》中还指出六淫的产生与地势高低也有关系。如《素问·五常政大论》中说："地有高下，气温凉，高者气寒，下者气热。"七情是指喜、怒、忧、思、悲、恐、惊七类情志变化。一般而言，七情的变化属于生理活动的范围，不会致病。但是，如果长期的精神刺激或者是突然受到剧烈精神创伤，超出了人体生理活动所能调节的范围，就会导致人体阴阳气血、脏腑功能失调而引发疾病。正如《素问·经脉别论》中所说："故春夏秋冬，四时阴阳，生病起于过用，此为常也。"

《黄帝内经》中还强调，致病因素作用于人体后能否发病，发病情况及轻重，与人体内的正气强弱、个体体质状况、精神状态等密切相关。因此提出"正气存内，邪不可干"（《素问·刺法论》）、"邪之所凑，其气必虚，阴虚者阳必凑之"（《素问·评热病论》）的重要发病观，强调人体正气的重要作用，正气不足是发病的内因，对发病与否和病情轻重起着决定性作用。

2. 病机

在病机理论方面，《黄帝内经》以邪正盛衰，阴阳失调，升降失调等阐述疾病发生发展的基本原理，并提出了著名的"邪气盛则实，精气夺则虚"（《素问·通评虚实论》），以及"百病生于气"（《素问·举痛论》）的学术论断。并在《素问·至真要大论》中提出了"病机十九条"作为审察和分析病机的示范。至于疾病的传变与转归，《黄帝内经》中除指出某些猝发的疾病无明显传变规律外，着重提出了表里相传、循经传变、脏腑相移和循生克次第传变等多种方式，均有重要的临床指导意义。

（七）病证

1.《黄帝内经》中关于病证的概念与命名

病，指疾病。证，指证候。《黄帝内经》中论病多用"病"、"疾"、"候"、"证"等来描述，而描述症状表现，多用"病态"、"病形"和病"状"、"病之形态"等词语。《黄帝内经》中关于病与证的含义、病名与症名等，未严格分开。

疾病是在一定致病因素（包括六淫、七情、遗传、饮食营养等）作用下，机体阴阳气血等发生紊乱，生理状态被破坏，出现机能或形态等方面的异常变化，并反映为一定的症状或体征的病理过程。每一种疾病的发生、发展、变化及其症状表现都具有一定的特有的规律性，都有各自的体质变化及其发展的完整过程的特点，它揭示的是疾病的根本矛盾。

《黄帝内经》所涉及的疾病有一百多种，病名很多，归纳其命名的方法，主要有下列四种情况：一是根据病因命名，如伤寒病、暑病等；二是依据主要症状命名，如热病、咳病等；三是根据病机命名，如痹病、厥病等；四是根据病位命名，如头痛、胁痛、腰背痛等。这些内容有许多被后世医家所承袭，并沿用至今。

2.《黄帝内经》中的病证分类

《黄帝内经》中有关病证的记载，内容十分丰富，据粗略统计，所载病证名称达三百余个，其中予以专题讨论的有咳嗽、痿病、痹病、风病、热病、疟疾、厥病、消渴、肿胀、癫狂、痈疽、积聚、诸痛等，涉及内、外、妇、儿、五官等多门临床学科。

《黄帝内经》将一切疾病概括为外感和内伤两大类。外感病，是指感受外邪而产生的一类疾病；而内伤病，是指情志、饮食、劳逸失度或正气虚衰等导致脏腑功能失调的一类疾病。在疾病的分证方面主要是采用脏腑分证、经络分证、病因分证等方法进行证候分类，如咳嗽一病便有五脏咳和六腑咳十一种；热病伤寒分为六经证候；痹证按照风寒湿轻重不同，分为行痹、痛痹、着痹等。这些分类法，是中医辨证体系中脏腑辨证、经络辨证、病因辨证的雏形。

王洪图主编的《黄帝内经研究大成》一书中，将《黄帝内经》中的病证分为四大类，并分别加以详细论述。这四大类病证是：一为六淫、形体、脏腑病证类，二为妇人病证类，三为官窍病证类，四为疮痈病证类。

总之，《黄帝内经》中所载的病证，广涉临床各科，并对其中许多病证的病因病机、症状特点、分类原则及治疗法则都作了较为详尽的论述。这些论述充分反映了《内经》时代的临床医疗水平，并形成了《黄帝内经》病证学的重要理论，而且为后世中医临床各科的发展奠定了基础。

《黄帝内经》中专论和主论病证的篇章有《素问》的"阴阳别论"、"汤液醪醴论"、"阳明脉解"、"热论"、"刺热"、"评热病论"、"疟论"、"刺疟"、"咳论"、"举痛论"、"腹中论"、"刺腰痛论"、"风论"、"痹论"、"痿论"、"厥论"、"病能论"、"奇病论"、"水热穴论"，《灵枢》的"邪气脏腑病形"、"寒热病"、"癫狂"、"热病"、"厥病"、"杂病"、"周痹"、"口问"、"胀论"、"水胀"、"上膈"、"忧恚无言"、"寒热"、"大惑论"、"痈疽"等篇。

（八）诊法

诊法，即诊断疾病的方法。《黄帝内经》诊法的内容，包括望、闻、问、切四诊，其中对望色和切脉的论述尤为详细，有很大的实用价值。分述如下：

1. 望诊

在望诊方面，通过观察神及面部色泽变化的善恶，可以推断五脏疾病及其预后；通过望形体姿态，可以测知体质的强弱和疾病的轻重。

（1）望神：包括望眼神，望神情，望神色，望神态，辨假神等。

望眼神，即《内经》中所说的"视精明"，为望神中最主要的内容。《素问·脉要精微论》中说："精明五色者，气之华也"，"精明者，所以视万物，别白黑，审短长，以长为短，以白为黑，如是则精衰矣"。《灵枢·大惑论》说："五藏六府之精气，皆上注于目而为之精，精之窠为眼。"说明两目能够正常发挥视力功能，是脏腑精气充足的表现。如果目光暗淡、呆滞，精神萎靡，反应迟钝，视物黑白不明，长短不清，就是失神的表现。在临床上，通过望病人眼神可以了解病情的善恶转归及预后情况，如果病人目睛有神，则五脏精气不衰，预后良好；若见病人无神，则是脏腑精气衰败的表现，预后较差。

望神情，是指观察精神意识思维，言谈举止，面部表情等表现。一般神旺者往往是神志清楚，思维有序，语言清晰，应答敏捷，表情自然，神态安和。神气不足者常见精神不振，健忘，嗜睡，声低懒言。若见表情淡漠，神昏谵语，语无伦次，则是失神的表现。《黄帝内经》中特别重视对神情的观察，例如在论述对热病的诊断时，《素问·评热病论》中说："狂言者，是失志，失志者死。"指出在温热病过程中，如果一旦出现神情错乱的表现，病情当属重症、危症。这对后世医家在辨治外感温热病过程中判断病情的顺逆及疾病发展的情况，具有重要的指导意义。《黄帝内经》认为，五脏藏神，神情的变化不仅能反映人体卫气营血的盛衰，而且也是五脏功能正常与否的外在表现。因此，望神情在内伤杂病的诊断中同样不可忽视。

望神色，主要是观察面、唇、爪、发和暴露于外的皮肤等不同部位组织的色泽状况。有神的色泽，可见颜色鲜明又含蓄不露，并有光泽柔润之感。正如《素问·五藏生成论》所说："生于心，如以缟裹朱；生于肺，如以缟裹红；生于肝，如以缟裹绀；生于脾，如以缟裹瓜蒌实；生于肾，如以缟裹紫。此五藏所生之外荣也。"缟，是一种质薄色白丝织品，《黄帝内经》以缟裹五色来形容正常有神色泽为明润含蓄，富有生气。倘若色见枯槁晦暗或鲜艳暴露，则是失神的表现。现从各类报导以及临床研究所见，色泽可以反映脏腑气血的盛衰和功能的强弱，其色泽可因时因地因人等诸种因素而变化，但必须有光泽且含蓄不露，则称之为有神，是正常的色泽，这是望神色的关键所在。

望神态，指观察神在形体或姿态等方面的体现。正常有神者，表现为形体充盛，肌肉健壮，体态自如，动作灵敏；神气虚弱者，常见肌肉松弛，手足无力，易于疲乏，声低懒言；若见体弱消瘦脱形，动作迟钝或强迫体位等表现，则是失神之态。正如《素问·脉要精微论》所说："衣被不敛，言语善恶不避亲疏者，此神明之乱也。"《素问·阳明脉解》中说："病甚者弃衣而走，登高而歌，或至不食数日，踰垣上屋，所上之处，皆非其素所能也……"说明患者表现出的神态异常变化与相应的病种及其病变的善恶吉凶存在着有机的联系，所以《黄帝内经》就将望神态作为诊断疾病的依据。这种方法一直沿用至今，成为中医临床辨证用药的凭据之一。

辨假神，是指一些危重病人会出现精神状态暂时好转而与实际病情不相吻合的神情、神色、神态等现象，需要加以鉴别。比如，久病之人突然精神气爽，目光转亮，言语不停，或想见亲人；或者本来晦暗的面色突然面红如妆等，与整个病情发展及全身症状明显不符的表现，这就是假神。《素问·脉要精微论》说："五色精微象见矣，其寿不久也。"指出由于脏腑精气衰竭，阴阳即将离决，是病情极其危重，临终前的先兆。古人将此称之为"回光返照"。在临床诊治疾病过程中，对一些经过抢救治疗后病情略有好转的病人出现的神志状况，要注意与假神相辨别，以利于积极救护病人。

（2）望面色：是指医生观察病人面部的颜色与光泽。颜色，指青、赤、黄、白、黑五种色调的变化。光泽，是指颜色的明润程度。《黄帝内经》中提出面部五色有浮沉、清浊、微甚、泽夭、散抟、上下等变化，这些都是人体病邪、病位、疾病性质及其程度的外在表现，因此望面色历来是中医诊断学望诊中的主要内容。

《灵枢·邪气藏府病形》说："十二经脉，三百六十五络，其血气皆上于面而走空窍。"《素问·脉要精微论》说："夫精明五色者，气之华也。"说明人体内在脏腑的精气通过经脉而上荣于面部，其色泽是五脏精气的外在表现。《黄帝内经》认为不同的颜色与相应的脏腑关联，如青色为肝之色，赤、黄、白、黑依次是心、脾、肺、肾之色，五色五脏之间这种有机的联系也是测知五脏病变的基础。所以，通过面部望色诊，就可以了解病人脏腑气血的盛衰状况，辨别疾病部位和善恶吉凶，成为诊断疾病的依据。因此，《黄帝内经》中还论述了面部色诊的常与变，五脏六腑反映于面部的特定色泽变化部位，即面部的五色分部等，还提出五色主病的理论。总之，面部五色不仅能反映五脏的气色，还反映了机体阴阳气血平衡失调后产生的病理变化，在临证中有重要的诊断价值。《黄帝内经》中强调观察面部五色主病，要注意色的变化，根据五色分部的五行生克理论来判断疾病的预后吉凶，同时还应观察胃气的有无。色黄明润是有胃气之色，表明胃气犹存，化源不竭，虽病犹可生，所以凡病者面部略带黄色者则生，无黄色者则危。

（3）望耳、鼻、唇：因为五脏各通于头面部七窍，头面耳、目、口、舌、鼻等官窍的色泽形态，可以反映脏腑经络的常与变，成为中医诊断疾病的依据。

因肾气通于耳，耳为肾之窍；心开窍于耳，耳藏精于心。手足少阳经之脉分布于耳，手足太阳经和阳明经也行于耳之前，所以《灵枢·口问》说："耳者，宗脉之所聚也。"耳部的变化与内在脏腑经络气血的盛衰消长相关。《灵枢·本藏》说："高耳者肾高，耳后陷者肾下，耳坚者肾坚，耳薄不坚者肾脆。耳好前居牙车者肾端正，耳偏高者肾偏倾也。"说明耳的位置、形态直接与肾相关，其色泽变化同样是相应脏腑变化的外在表现。

耳部望诊主要是观察耳廓色泽、形态以及分泌物的变化。正常耳廓肉厚而润泽，耳轮红润。一般而言，寒邪伤人，见耳色发白；剧痛者，耳见青黑；耳焦黑而干枯，多为肾水亏极的表现；若耳红肿，则属少阳相火上攻或肝胆湿热火毒上攻所致。

望耳形态，耳厚而大者，肾气足；耳薄而小者，肾气亏；耳肿起为邪气实；耳瘦削是正气虚；耳轮萎缩为肾气竭绝，多属死证；耳轮甲错，为久病血瘀或有肠痈；若脾、胃、肾经火盛，则易生"耳痔"。观察耳部形态异常变化，有利于多种疾病的诊断，如肝胆病、妇科疾病、心血管疾病以及肿瘤等多种病变。由于现代耳针疗法的成功应用，中医耳部望诊已从主要观察耳壳整体色泽、形态及分泌物的变化，进入对耳部脏腑身形相关部位的异常现象的观察和分析阶段。

鼻部望诊主要是观察其色泽、形态及功能情况。鼻为肺之窍而属脾经，与足阳明胃经相络属。又因鼻柱内应于肝，鼻柱两旁应胆，鼻尖称为面王，其应在脾，鼻尖两旁为胃等，因此，人体内在脏腑经络气血的病变常可反映于鼻部，成为中医诊断的依据。正如《灵枢·五色》所说："五色决于明堂，明堂者鼻也。"

鼻部五色诊主要指鼻部色泽的变化，正常者鼻色明润光泽，与正常的面部色泽相同，鲜明而含蓄。若见鼻头色青，主腹中疼痛；色黄是里有湿热；若鼻头黄黑枯槁，为脾热津涸，属恶候；鼻孔干燥而色黑如烟煤状，多为高热日久，阳毒热深所致；色白，主亡血；色赤，为脾肺二经有热；鼻色微黑，是有水气；若冷滑而黑，多因心、肺、肾阳气虚衰，阴寒内盛所致。鼻根部的色泽变化，最常见色青者，大多与体虚、肝经郁热或脾失健运等有关，临证还需结合全身变化加以分析。

从形态上来看，正常者鼻柱端直，呼吸通畅。若邪热侵犯脏腑，炽盛于内时，常见鼻翼煽动；血热者，鼻可见红肿生疮；鼻中胀满窒塞，则为热客阳明之证；血热入肺，鼻头色红生粉刺；肺气热极或风湿郁滞日久不解，可使鼻生息肉；梅毒病人则见鼻柱溃疡；麻风恶候则见鼻柱崩塌。

唇部望诊主要是观察其形、色、润燥的变化。脾开窍于口，其华在唇；足阳明胃经之脉环口唇，其变化对诊断脾胃病有特殊的意义。脾胃为后天之本，是水谷精微的化源，五脏六腑之海，与全身脏腑组织器官相关，因此唇部的变化也能反映全身正气的强弱盛衰，所以《内经》说："视唇好恶，以知吉凶。"健康者唇色微红明润。若色见淡白，多为血亏；血虚或气血两虚者，常见唇色淡红；深红而干，常为热盛伤津；赤肿而干者，为热极；唇淡红而黑，主寒甚；唇口青黑，则为冷极；口唇色青，为气滞血瘀；青而深紫，是内有邪热；黑色环口，主肾气绝；若见口唇干焦紫黑，主恶候。从形态上来看，开合自如而光滑者为正常，反之则为异常。

（4）络脉诊法：络脉循行于肌表，相对来说，行于肌肉较深者为阴络，浮于肌表浅出者为阳络，同为气血运行之道，故脏腑经脉功能盛衰皆可反映于体表的络脉。观察络脉色之变化，形之充盛程度等，是中医诊断疾病的一种方法和手段，尤其对于儿科诊断，更为常用。

络脉之色，可因时而变。正如《素问·经络论》所说："经有常色而络无常变也……阳络之色变无常，随四时而行也。寒多则凝泣，凝泣则青黑；热多则淖泽，淖泽则黄色。此皆常色，谓之无病。"

络脉之色，可因证而变。《素问·皮部论》说："视其部中有浮络者，皆阳明之络也。其色多青则痛，多黑则痹，黄赤则热，多白则寒，五色皆见，则寒热也。"《内经》望络诊病主要用于观察脾胃的寒热虚实及痹痛病证，观察部位以鱼际络脉为主。如《灵枢·经脉》说："凡诊络脉，脉色青则寒且痛，赤则有热。胃中寒，手鱼之络多青矣；胃中有热，鱼际络赤。其暴黑者，留久痹也；其有赤有黑有青者，寒热气也；其青短者，少气也。"后世医家在此基础上，总结为望鱼际络脉法，在实际临床应用中，观察鱼际处络脉的色泽、形状，主要是测胃气的变化。提出鱼际之络色青为胃中有寒，青而短小者是少气，为虚证，鱼际络赤为胃中有热。

络脉诊法临床应用最多的是儿科，如望小儿食指络脉诊法。一般正常为色泽浅红或红黄相兼，隐隐现于风关之内。在病理状态下，色鲜红者，主外感表证；色紫红者多为内热；色青者，主风及各种痛证；色淡者为虚；紫黑色者，主血络闭郁；色滞者为实；深浓者病重；深而滞者，多见于邪陷心包的闭证。从形态上看，浮露者多见于外感表证；沉滞者多见于里证；增粗者多见于热证实证；变细者多为寒证、虚证；病较轻者常见单枝、斜形；病重者可见弯曲、环形或多分枝；疾病加重，可见络脉增长，病愈时又可缩回风关之内。气阴两伤，气血不足者，络脉不得充盈，也可见短缩于风关之下，当需明辨。儿科诊病中还常观察鼻根部的青筋颜色和形状来诊断疾病，后世称为山根诊。舌下之脉显明易见，亦受到历代医家的重视。

络脉诊还包括对其他部位络脉的观察，如《灵枢·水胀》中对臌胀病证的诊断，就指出："腹胀身皆大，大与肤胀等，色苍黄，腹筋起，此其候也。"此处的"腹筋起"，即指腹部络脉色青而暴露，为水液内聚、充斥于脉络之征。

（5）阴阳二十五人与诊法：《灵枢·阴阳二十五

人》根据人体肤色、体形、禀性、态度以及对自然界的适应能力等方面的特征，按照五行学说的理论，把人分为木、火、土、金、水五种不同的基本体质类型。然后根据五音、太少阴阳属性以及手足三阳经的左右上下、气血多少之差异，以上述每一类型为主，又各推演出四类，有人称此为四个亚型。这种五行分类的分型方法，是将人体各方面的特征及其对外界因子耐受力差异等进行综合分析，然后联系内应的脏腑、经络，外应的五时、五气、五味等，加以归类。阴阳二十五人说，被认为是中医关于体质认识的萌芽，说明人体外形和内脏在形态、结构功能方面有着内在联系，人的气质、精神、心理特征等是以一定的形态结构为基础的，而人与人之间存在体质差异，这种差异遵循着一定的规律。正如经文所说："二十五人形，血气之所生，别而以候。"明确指出二十五种类型的人的形态、性情、行为举止、精神气质，因血气的生化不同而存在着个体差异。疾病的发生与体质有联系，而体质与体型又有机地相联，由此通过观察分析外在形态的变化，可以判断疾病的特点，这就是阴阳二十五人学说的诊断学意义。

2. 切诊方面

《素问·脉要精微论》说："知内者，按而纪之。"

切诊包括脉诊和按诊两部分。

（1）脉诊：又称切脉、候脉、诊脉，是中医四诊的重要组成部分，也是中医学一种独特的诊断方法，具有较为完整的理论体系。《内经》关于脉学理论的内容十分丰富，出现了《素问·脉要精微论》、《素问·玉机真藏论》、《素问·三部九候论》、《素问·平人气象论》等脉诊专篇，其他诸篇涉及脉诊的内容也不胜枚举。《内经》对寸口脉诊的原理、二十多种脉象的主病、"真藏脉"的脉象特征和预后、诊脉的注意点等，都作了较为系统的阐述。可以说，《黄帝内经》中收藏了较为完整的脉诊理论资料，从经络气血与脉象的关系、藏象学说与脉象的关系、"天人合一"在脉象的体现等方面，对脉象理论作了系统的论述，对后世脉学的发展与成熟产生了重大影响。《内经》中通用的诊脉方法有脏腑经脉遍诊法、三部九候法、人迎寸口诊脉法、独取寸口诊法、尺肤诊法等，并对切按"寸口"脉的意义作了全面阐述，为后世"独取寸口"法的确立奠定了理论基础。

（2）按诊：是对病体的肌肤、手足、胸腹及其它部位的触摸按压，其中按尺肤、按虚里是其重要内容。

按尺肤，指切按病人前臂内侧的肌肤，了解其寒热滑涩等情况，以诊断疾病的方法。《灵枢·论疾诊尺》

指出："审其尺之缓急、大小、滑涩、肉之坚脆，而病形定矣……尺肤滑而淖泽者，风也。"篇中对尺肤诊法的内容论述十分详细，不但依据尺肤的滑、涩、粗、润、寒、热以判断疾病的性质，而且从尺肤的肘前、肘后、臂中以及手掌等不同局部分辨人体胸背腰腹等不同病位，是《内经》对尺肤诊最为系统的论述。

虚里诊法，是《素问·平人气象论》提出的，即"胃之大络，名曰虚里，贯膈络肺，出于左乳下，其动应衣，脉宗气也"。指出虚里是胃之大络，从胃脉支出，贯膈络肺，会聚胃气和清气，在左乳下形成搏动区，是诊察宗气盛衰存亡之处。若虚里搏动如喘而急，并时有歇止，多主胸中心肺病变；若搏动粗实有力，横格于指下，则是腹内积聚的征象；若搏动断绝不续，必宗气衰败，预后不良；若搏动剧烈，甚至震动应衣，是宗气衰而不藏外泄之兆，预后较差。

《黄帝内经》中对闻诊和问诊也作了较为详细的论述。总之，《黄帝内经》强调诊察疾病必须"四诊合参"。因此，《灵枢·邪气藏府病形》中说："见其色，知其病，命曰明；按其脉，知其病，命曰神；问其病，知其处，命曰工……故知一则为工，知二则为神，知三则神且明矣。"《素问·阴阳应象大论》指出："善诊者，察色按脉，先别阴阳。审清浊而知部分；视喘息，听音声而知所苦；观权衡规矩，而知病所主；按尺寸，观浮沉滑涩，而知病所生。以治无过，以诊则不失矣。"强调指出临床上望、闻、问、切四诊综合应用，才能作出正确的诊断，达到"能合色脉，可以万全"的效果。

（九）论治

《黄帝内经》论治，包括治疗原则和治疗方法。论治疾病是以正确的诊断作为前提和依据的，而治疗原则的实施又要通过一定的治疗手段和方法作用于人体，从而发挥治疗效应。《黄帝内经》所记载的治疗方法很多，诸如砭石、针刺、灸焫、药物、熏洗、药熨、敷贴、按摩、导引、饮食和精神疗法等。而《黄帝内经》的价值在于它提出了一整套治疗理论，分述如下：

1. 治病求本

《素问·阴阳应象大论》提出"治病必求于本"。本，指阴阳。意思是治疗疾病必须推求阴阳这个万事万物的根本，即对人体的机能结构、病邪的性质、疾病的发生与诊察、药性与针法，都必须参透阴阳之理，治病才能取得实效。这是因为，从生理上讲，人体有脏腑经络气血，又分上下表里内外，这些皆有阴阳之分。从病因上看，有外感六淫和内伤七情，也有阴阳之别，即使是六淫，由于四时之不同，也有阴阳之异。从诊断上看，中医的四诊（望、闻、问、切）八纲（阴、阳、寒、热、表、里、虚、实），首先须辨别阴阳，中医八纲辨证以阴阳为总纲。从病机上看，人体疾病的产生，不外乎阴阳的偏盛偏衰。在治疗上，药物的升降气味、用针的补泻等，都离不开阴阳之理的指导。可见，阴阳二性可以概括疾病的两种性质，并且疾病发生的实质就是人体内阴阳失去了相对平衡的结果，因此在治疗上也必须从阴阳入手，针对阴阳盛衰的不同而进行调治。"治病必求于本"说明了疾病发生的本质，指出了调治阴阳是治病的根本大法，此句是中医临床诊治的基本原则，具有深刻的指导意义。后世医家继承《黄帝内经》古训，奉"治病必求于本"为圭臬，使中医治病求本的理论原则不断得到运用和发展，因此，人们对于中医治病能够达到"治本"、"去根"，已经形成共识。

2. 标本先后

治疗学的标本说出自于《素问·标本病传论》，篇中说："病有标本，治有逆从。"病有标本，指疾病的发生有先后、缓急、主次之分。提出认识病证要区分标与本，并以此作为施治先后的依据。标与本相对而言，分别代表事物的两方面——表象与本质。《素问·标本病传论》提出确定标本的指标，是时间的先后次序，即疾病发生的过程中先起作用或先出现者为本，后起作用或后继出现者为标。病因在先，旧病在先，所以病因与旧病为本；病症在后，新病在后，所以病症与新病是标。在临床实践过程中应用标本先后原则时，要根据具体病证的轻重缓急，审证论治。

（1）先治本病：关于施治原则，在一般情况下应以治本为先，治标在后。标根于本，病本能除，标也会随之而解，所谓"治病必求于本"是治疗中的根本大法。

（2）急则治标：标本先后的治疗原则并不是一成不变的，必须根据病情的轻重缓急灵活处理。当先病而后产生中满的时候，或病中出现二便不通及病发不足者，皆以治标为急，治标在先。同时指出，保胃气是施治的又一要点，若见"先泄"者，也当以调理脾胃为先，而后再治其他病证，即所谓"急则治其标"。一般来说，在疾病的发展演变过程中，标病将要危及生命，或在诸多病理矛盾中，标病成为突出的主要矛盾时，当先治标，以防贻误救治病人的最佳时机。

（3）间者并行：即病情轻缓者，应该标本兼治。即对于病情轻缓的患者，未必独治其本，一般要标本兼顾。从临床实际情况看，病证属于纯阴纯阳、纯虚纯实者少，而虚实夹杂、表里相兼、新旧同病者居多。所以，在病势不太危急的情况下，多数病证应该采取标本同治的方法。

（4）甚者独行：即指疾病严重者，必须根据实际情况，标急则独治其标，本急则独治其本。指出在疾病比较复杂且严重的情况下，要抓住主要矛盾，标与本，哪个急重就先独治哪个，着力解决危急病情。

3. 三因治宜

三，指天、地、人三者。《素问·著至教论》说："上知天文，下知地理，中知人事，可以长久。"天文，指自然界的空间和时间，包括天体运动、时间推移、时令节气等；地理，指东、西、南、北、中五方地域和地势高下；人事，指人体自身状况及其与所处社会环境相关存在的综合情况。制宜，依不同的情况而制定适宜的方式方法。三因制宜，即依据天、地、人的变化情况，制定适宜的治疗方法。《黄帝内经》中强调在治疗疾病的过程中要根据季节气候、地区环境，以及人的体质等因素，制定适宜的治疗方案，要做到因时、因地、因人制宜，即所谓"圣人治病，必知天地阴阳，四时经纪"。三因治宜原则，蕴含着生物钟医学、时间医学、生物医学、气象医学之理，对后世乃至今天的医学发展，均具有深远的影响和研究价值。

4. 协调阴阳

《素问·生气通天论》说："阳强不能密，阴气乃绝；阴平阳密，精神乃治；阴阳离决，精气乃绝。"明确指出，阴阳偏胜偏衰是疾病发生的基本病机，阴阳平衡是人体健康无病的保证，阴阳偏废是生命死亡的根本原因。因此，治疗的目的就是要调整阴阳，使之协调，恢复被内外因素破坏了的阴阳协调状态，实现"以平为期"。这是《黄帝内经》治疗学的一贯思想，也是中医治疗学的一大原则。历代医家无论是在理论上还是在实践中，都是全面遵从和实施了协调阴阳这一原则的。

5. 顺之而治

《灵枢·师传》说："夫治民与自治，治彼与治此，治小与治大，治国与治家，未有逆而能治之也，夫惟顺而已矣。"《灵枢·五乱》说："营卫相随，阴阳已和，清浊不相干，如是则顺之而治。"顺之而治包括变逆为顺和因势利导（即顺势治疗）两个方面。

（1）变逆为顺：变逆为顺治则是针对《黄帝内经》发病学中的普遍性病机——厥逆发病而设。凡因六淫、七情、饮食等所伤，导致人体脏腑气机逆乱、阴阳格拒、气血逆行、经脉厥逆而发病，均可用"清除阻碍阴阳气血运行的因素，使之平顺协调，机体才能回复到'阴平阳秘，精神乃治'的常态"。①《黄帝内经》最常用的变逆为顺的治疗方法是针刺疗法，还有药物、醪酒、药熨、导引和按摩等多种疗法。

（2）因势利导：又称顺势治则。指治病方法要依势而定，因势利导，顺其所宜。《素问·阴阳应象大论》说："病之始起也，可刺而已，其盛，可待衰而已。故因其轻而扬之，因其重而减之，因其衰而彰之。形不足者，温之以气；精不足者，补之以味。其高者，因而越之；其下者，引而竭之；中满者，泻之于内；其有邪者，渍形以为汗；其在皮者，汗而发之；其慓悍者，按而收之；其实者，散而泻之。"文中论述了以阴阳理论指导治疗，治病要辨别病之轻重，分别采用宣散解表、攻下逐邪之法；辨别形虚和精亏，选择温补阳气或填补真精的治法；辨别病在上、中、下的不同部位，运用因势利导的治则，分别采用涌吐、消导、攻泻等方法；辨别邪实的不同情况，在表用汗法，入里用泻法，急而猛者宜及时制伏病势；辨别病之阴阳不同，从相对的一方治之；辨别气血之虚实，分别以放血、升提补气法治之。强调要根据病程、病位、病势、病情等，审时度

势，抓住时机，选择最佳方案施以治疗的顺之而治原则。

顺之而治的原则，无论是在《黄帝内经》中还是在后世医疗实践中，都得到广泛应用，然而遗憾的是，古今医家很少从理论上进行深入地研究和探讨，有待于今后进一步从理论上加以完善，并继续扩大其应用范围。

6. 扶正祛邪

《素问·五常政大论》说："大毒治病，十去其六；常毒治病，十去其七；小毒治病，十去其八；无毒治病，十去其九。谷肉果菜，食养尽之，无使过之，伤其正也。"文中论述了攻邪与养正的关系问题，指出治病要攻伐有度，勿伤其正。针石、毒药可攻邪，谷肉果菜可养正，养正的关键在于保养精气神。《黄帝内经》中对此有许多精辟论述，如《素问·宝命全形论》说："针有悬布天下者五，黔首共余食，莫知之也。一曰治神，二曰知养身，三曰知毒药为真，四曰制砭石小大，五曰知府藏血气之诊。"说明毒药、砭石是为祛邪之用，而治神、养身、调脏腑血气则为养正的内容。后世医家，特别是养阴和温补学派，非常重视《黄帝内经》中的扶正理论，并不断发展提高，逐渐形成独具特色的中医扶正固本的理论与方法，至今仍行之有效地指导中医学的临床实践。

7. 早期治疗

早期治疗原则是基于对疾病全过程的审察而建立的。《素问·阴阳应象大论》说："邪风之至，疾如风雨，故善治者治皮毛，其次治肌肤，其次治筋脉，其次治六腑，其次治五脏。治五脏者，半死半生也。"说明邪气侵犯体内是有一定的层次或途径的，一般规律是由表入里、由浅及深地传变，常是由皮毛逐层内传深入脏腑。因此，治疗应该及早着手，迅速治愈邪仅在皮毛的轻浅病证，或及时阻断脏腑间的传变，避免病邪深入，病情加重。正如《素问·八正神明论》所说："上工救其萌芽，必先见三部九候之气，尽调不败而救之，故曰上工。下工刺其已成，救其已败。"《灵枢·逆顺》也说："上工刺其未生者也，其次刺其未盛者也，其次刺其已衰者也。下工刺其方袭者也，与其形之盛者也。"在《素问·刺法论》中，还提出预防疫病传染的内容和及早切断传染原的方法，颇具临床指导价值。

此外，《黄帝内经》还论述了寒热温凉、虚实补泻、表里异治和治法逆从等治法理论，正是在这些论治理论的指导下，才有了丰富适用的各种具体的治疗方法与手段。迄今为止，《黄帝内经》中的治则与治法，仍然是中医学临床实践应遵循的准则。

（十）运气

运气，即五运六气。是探讨自然界天象、气象变化规律与人群疾病发生及流行关系的一门学问。它是我国古代研究自然气候变化规律及气候变化对生物、人体生命影响的一门学说，是关系到天文学、气象学、生物学、物候学、历法学、医学等多学科领域的一门科学。

《素问·气交变大论》说："《上经》曰：夫道者，上知天文，下知地理，中知人事，可以长久……位天者，天文也。位地者，地理也。通于人气变化者，人事也。"运气学说是以自然界的气候变化，以及生物体（包括人体）对这些变化所产生的相应反应作为基础，从而把自然气候现象和生物的生命现象统一起来，把自然气候变化和人体发病规律、治疗用药规律统一起来，从宇宙节律上来探讨气候变化对人体健康与疾病发生的影响关系。它充分反映出中医学理论体系中的"天人相应"的整体观念，突出了自然变化和人体生命活动的各种节律，在中医基本理论体系中，占有极其重要的地位。

运气学说实际上是中国古代科学家发明的非常高级和先进的预测学，它强调了自然界中气候变化与自然界生命现象之间不可分割的关系，强调了整个宇宙是一个统一体。它通过木、火、土、金、水五运和风、火、暑、湿、燥、寒六气之间的运动变化，说明了宇宙间的自然变化都是彼此联系，相互作用，相互转化，互为因果的。特别强调了人禀天地正常变化之气而生存，受天地异常变化之气而百病由生的自然观，充分体现出中国古代天人合一的哲学思想。

运气学说强调自然界中的一切变化是可知的，是有其规律可循的，是可以被人所掌握和运用的。运气学说根据古人长期的观测，总结出了认识自然界一切变化的规律，这就是运气的推算和预测。因此，明代著名医家虞抟在其著作《医学正传》中对运气学说有这样的评价："以天之六气，加临于岁之六节，五行胜负盈亏之理，无有不验。传曰：天之高也，星辰之远也，苟求其故，千岁之日至可而致也。"

运气学说运用干支纪年的推算法，以"甲子"六十年为一周，并将十天干联系五运，十二地支联系六气，由于五运和六气两大系统的运动，形成了六十种气象变化的类型，气象变化直接影响着自然界中万物的生长化收藏和人体的健康及疾病的流行。运气学说正是根据人"与天地同纪"的道理，将气候、物候、病候置于同一规律进行分析研究，一年为一个小周期，六十年为一个大周期。运用运气学说，可以研究自然气候变化规律，预测气候变化规律及自然灾变，预防疾病的发生，分析疾病的病因病机，指导辨证论治等。

《黄帝内经》中论述运气学说的篇章包括《素问》中的七篇大论，也称之为"运气七篇"，即"天元纪大论"、"五运行大论"、"六微旨大论"、"气交变大论"、"五常政大论"、"六元正纪大论"、"至真要大论"。此外，运气的内容还见于《素问·六节藏象论》、《灵枢·九宫八风》。

运气学说作为中国古代的医学气象学，是《黄帝内经》理论体系的重要组成部分之一，对于今天研究医学与气象学、物候学的关系，有一定的借鉴价值。

第四章 《黄帝内经》对中医药学
发展的贡献

　　《黄帝内经》的问世，不仅奠定了中医学的理论体系，而且数千年来一直是指导中医临床实践和推动中医药学术发展的准绳。该书的问世，标志着中医学由单纯积累经验的阶段，发展到系统的理论总结阶段，为医学的发展提供了理论指导和依据。而且，在历代医家的反复临床实践中，对其理论的基本原则，都确认为是真正能够指导临床实践和行之有效的，所以称之为"医家之宗"。

一、奠定了中医药学独特的理论体系

　　在世界医学史上，曾经有过多种传统医学，如希腊医学、罗马医学、印度医学、埃及医学、阿拉伯医学等。但是经过漫长的历史时期，只有中国的传统医学得到了继承延续和运用发展，其它传统医学几乎全部沦为民间医学，或者出现了断层现象。在科学技术高度发达，现代医学飞跃发展的今天，中国医学历经数千年而不衰，身居世界医学之林，倍受瞩目，而且日益受到世界人民的青睐，越来越被世界各国人民所接受。其中原因除了中医药学具有安全可靠的独特疗效外，更重要的是因为中医药学拥有一整套独特的、较为完整的理论体系，而《黄帝内经》是这个理论体系的奠基之作。

（一）中医药学理论体系的构建及特点

在中国古代的医经七家中，仅存的《黄帝内经》奠定了中医学的理论体系，为中医学术发展打下了良好的基础。同时，《难经》、《神农本草经》、《伤寒杂病论》等典籍相继诞生，在基础医学和临床医学上都有了总结性的成就，确立了中医认识人体生理、病理现象和诊断治疗疾病的一套基本理论，从而建立了中医学理论体系。

在《黄帝内经》这部巨著中，吸收了当时比较先进的哲学思想作为理论的支柱，与医疗实践经验进行有机的结合，使之升华，形成了藏象学说、病因病机学说、诊法学说及疾病防治学说，为中医学奠定了较为完整的理论体系，也为中医药学的发展提供了理论依据和指导方法。书中充分体现了中医学的最显著特点——整体观念。同时，对人体的生理活动、病理现象，以及诊断治疗的方法，结合当时自然科学的成就，进行了客观的认识，建立了阴阳五行、脏腑、经络、病因病机、诊法、辨证、治则、针灸、摄生等学说体系，使中医学建立了一整套的理论。这也是中医药学术发展历经千年而不衰，且在世界传统医学中能够独树一帜的根本原因。

以《黄帝内经》为指导的中医药学能够得以延续至今，支撑着我们这个人口众多的文化大国二千五百多年的医疗保健事业，为中华民族的繁衍做出巨大贡献，一直发挥着其纲领性的作用，其原因正如刘炳凡先生所说："中医学说的系统和整体观，是依靠阴阳五行哲学体系构筑起来的，它创造了世界学术史上两个奇迹：一、脱离自然科学总趋势的轨道，而仅仅依靠以阴阳五行为特征的自然哲学和经验的积累，迄今还能够表现出强大的生命力。二、投入极小，居然为一个十二亿人的文化大国的生命保健，做出了令人叹服的贡献。"①

（二）在中医药学发展过程中所起的重要作用

自《内经》之后，中医学术虽然代有发展、流派纷呈，医学著作汗牛充栋，然而追溯这些学说、流派、著作的渊源，无一不是来源于《黄帝内经》。

---

① 刘炳凡. 黄帝内经临证指要［M］. 长沙：湖南科学技术出版社，1998.

1. 医圣张仲景与《伤寒杂病论》

医圣张仲景"勤求古训，博采众方，撰用《素问》、《九卷》、《八十一难》、《阴阳大论》、《胎胪药录》，并平脉辨证"，写成《伤寒杂病论》一书，奠定了中医学临床理论基础，发展并完善了中医学临床辨证论治理论体系。

2. 药王孙思邈与《千金方》

药王孙思邈在《备急千金要方》中强调："凡欲为大医，必须谙《素问》、《甲乙》、《黄帝针经》、《明堂流注》、十二经脉……等诸部经方"，并指出："不读《内经》，则不知有慈悲喜舍之德"，把《黄帝内经》列为"大医习业"的首选必读的经书。

3. 金元时期诸家学说蜂起

金元时期，是中医学发展史上的鼎盛时期，涌现出著名的金元四大家，他们自成学派，各抒己见，使中医学从理论到临床，均得到了长足进展。刘完素认为，《黄帝内经》一书"奥藏金丹宝典，深隐生化玄文，为修行之径路，作达道之天梯。得其理者，用如神圣；失其理者，似隔水山"。(《素问病机气宜保命集》) 因此，他非常重视对《黄帝内经》的理论研究，指出："夫医道者，以济世为良，以愈疾为善。盖济世者，凭乎术；愈疾者，仗乎法。故法之与术，悉出《内经》之玄机。"（《素问病机气宜保命集·自序》）刘完素一生苦心钻研《黄帝内经》，"殆至六旬，手不释卷"，积累了丰富的临床实践经验，并在实践中运用和发展了《黄帝内经》中的病机理论及五运六气学说，提出著名的"火热论"学说，临床治疗力主寒凉，成为"寒凉（亦称河间）学派"的代表医家。在当时医名显著，有"长沙复生"的美誉。河间学派的学术理论，薪传数百年，极大地丰富了中医学对火热病的认识，促进了中医病因学说的发展，对后世医学流派的创立影响很大。

比刘完素稍晚但能与之媲美的金元医家，当首推河北易水的张元素。张元素整理总结《黄帝内经》、《难经》、《中藏经》等经典著作中有关脏腑辨证的医学理论，吸取《千金方》、《小儿药证直诀》的脏腑辨证用药经验，结合其临床实践经验，建立了以寒热虚实为纲的脏腑辨证体系，在中医学发展上起到了承前启后的作用，成为易水学派的代表医家。所著《医学启源》、《脏腑标本寒热虚实用药式》等书中，运用《黄帝内经》中关于药物气味厚薄、寒热升降理论，以及脏腑的苦、欲、补泻理论，结合临床实践，进行了重要的发挥和探讨，制定药类法象、组方原则，创药物归经和引经报使等重要理论，并且结合《黄帝内经》"五运六气"学说，阐发用药要旨。治疗脏腑寒热虚实病证时，强调要重视扶养脾胃的主张，提出"养正积自除"，即扶养为主，祛邪为辅。这对其弟子李杲、王好古、罗谦甫等医家的临床用药和补土学派的形成，均产生了重要影响。

李杲在脏腑辨证学说的启示下，探讨脾胃内伤病机，总结出"内伤脾胃，百病由生"的理论，制定升阳散火、甘温除热大法，创制补中益气汤、升阳散火汤、升阳益胃汤等著名方剂，被后世称为补土派的代表、易水学派的中坚，所著《内外伤辨惑论》、《脾胃论》、《兰室秘藏》为后世医家所推崇，其学术影响极为深远。王好古在继承张元素、李杲二家学说的基础上，重视脏腑内伤学说，著《阴证略例》阐发阴证病因病机、辨证治疗等，从肝脾肾阳气虚损的角度探讨阴证学说。罗天益发挥李杲脾胃内伤学说，在《黄帝内经》理论指导下深入探讨了脾胃的生理功能，并揭示出脾胃与其他四脏以及营卫津液之间的关系，评论了饮伤、食伤、劳倦所伤虚中有寒、虚中有热等病证，重视三焦分治的原则。

张元素、李杲、王好古、罗谦甫等医家的学术观点和理论主张均源于《黄帝内经》，师生一脉相承，又各具特点，使中医理论体系日臻完善，极大丰富了中医学的脏腑学说，对脏腑病机、辨证、治疗的发展起到了积极地推动作用。

金代著名医家张从正，在取法于《黄帝内经》、《伤寒论》的基础上，结合刘完素"火热论"及其治疗经验，阐发六气病机，主张邪留正伤，邪去正安之理，及时纠正了医界盲目投补的时弊。其著作《儒门事亲》中记载了大量攻邪祛病的学术经验，阐发了攻邪祛病的道理，使《黄帝内经》中的有关论述得以发扬提高。张从正的攻邪理论充实和发展了中医学辨证论治体系，形成对后世医界有深远影响的攻邪学派。

元代著名医家朱震亨（世称丹溪翁或丹溪先生），远绍《内经》之旨，近取河间理论，大倡"阳有余阴不足论"，阐发相火论，治疗上强调滋阴降火，开滋阴学派开河，擅长气、血、痰、郁等杂病的辨证论治，著《格致余论》阐发新说，辑《丹溪心法》记载论治杂病经验。其弟子及宗其说者甚多，形成了影响巨大的丹溪学派，使中医学辨证论治杂病的理论趋于完善。

4. 明清时期医学发展鼎盛

继河间、丹溪学说广为传播之后，明代医者临床用药常常偏执于苦寒药物，导致损伤脾胃、克伐真阳的情况时有发生，以至形成滥用寒凉的时弊。以薛己为代表，由孙一奎、赵献可、张介宾、李中梓等著名医家分别从重视脾胃、强调肾与命门、保护人体阳气等方面著书立说，阐发温补之理，形成对后世中医临床各科及众多医家产生积极而深刻影响的温补学派，他们发展了易水学派的脏腑病机学说，既重视调理脾胃以治疗内伤杂病，又深入探讨了肾命学说，从真阴和元阳两个方面阐明了人体阴阳平衡的调节机制及其重要意义，使《黄帝内经》中关于阴阳学说的理论得以切实可行地发展与运用。

　　明清之际，由于江南一带不断有温疫流行，促使吴有性、戴天章、余霖、叶桂、薛雪、吴瑭、王士雄等医家对温病进行了深入研究。诸家在《黄帝内经》、《伤寒论》、《千金方》、《伤寒总病论》等医著的理论指导下，结合当时疫情及临床实际情况，对温病及温疫的病因病机、感邪途径、传播方式、辨证治疗、预防等进行了较深入系统的研究探讨，形成完善的温病学派，并产生两个派系：一为温疫学派，二为温病学派。二者在促使外感热性病脱离《伤寒论》的束缚而自成体系方面，发挥了重要的作用，对中医学的发展产生了极其深远的影响。

　　综上所述，《黄帝内经》对历代医学的发展及学术流派的形成，起着重要的纲领作用。正如明代医家李中梓评价《内经》时所说："上穷天纪，下极地理，远取诸物，近取诸身，更相问难，阐发玄微，垂不朽之弘慈，开生民之寿域。"（《医宗必读》）

《黄帝内经》之所以具有如此强大的生命力，其主要原因在于：一是它具有珍贵的医疗实用价值，对中华民族的繁衍昌盛做出了不可磨灭的贡献；二是它有着一整套至今魅力不减的理论体系的指导，这些理论的学术价值在二十一世纪的今天，仍然不可低估。

二、确立了"天地人三才"医学模式

《黄帝内经》认为，人是自然界的产物，人的生命现象是自然现象的一部分，并与自然生态环境息息相关，强调人与自然是一个不可分割的整体，共同遵循着天地宇宙之间的自然规律。《黄帝内经》运用"德流气薄"而产生生命的自然观与生命观，以"气"为中介，将人与天地自然联系起来，并提出"人与天地相应"的观点，认识到自然环境的变化与人体生理病理的变化有着千丝万缕的联系。因此，将人体放在自然环境和社会环境这些大背景下，来考察生命的运动规律和疾病的发生发展变化规律。

所谓"三才"，是指天、地、人三者。天地人三才，是宇宙间的三大要素，是一个不可分割的统一的整体。因此，《黄帝内经》要求每一个医生都应该做到"上知天文，下知地理，中知人事"。"天文"、"地理"，概指自然环境种种影响因素；"人事"，泛指社会人际之事，大至社会政治、经济、文化、民风习俗等，小至病人的社会、政治、经济地位，家境遭遇、个人经历、感情变故等，这些内容均与人体的心身健康有着极其密切的关系。《黄帝内经》将"天地人三才"医学模式贯穿于整个中医学理论体系之中，指导人们认识人体生理、病理变化，以及诊治疾病和预防保健等一系列医疗实践活动。

三才医学模式告诫医生不仅要注意患者的病，更要注意生病的人。疾病不过是致病因素作用于机体的一种反应，不同的个体对于疾病的反应是不同的。每一个个体总是按照自身体质气质的反应和检验呈现出种种临床症状，因此，《黄帝内经》特别重视人类体质气质方面的理论。在中医学的医疗实践中，了解谁生了什么病，有时候比了解生了什么病更重要。中医学是真正针对人的医学，并不是仅仅针对疾病的医学。也许，这正是中医学的高明之处吧。

近年医学界提出的"生物—心理—社会医学模式"，不仅关注人的生物性，同样关注人的社会性，充分认识

到环境因素、社会因素、心理因素对健康的综合作用，
是对"生物医学模式"的更正与补充。《黄帝内经》中
的三才医学模式也充分体现出这一点。首先，表现在两
者都不把"人"作为一个超然独立的实体，而是把人看
作是自然社会环境中的一员。因此，认识人体的健康与
疾病，不仅着眼于个体，更着眼于人与自然社会环境的
相互联系。重视生物个体本身，更重视影响个体和群体
健康的社会、心理和精神状态。其次，两者都注意到精
神心理因素在个体健康与疾病中所起的作用，强调社会
心理因素的重要性，这就能够使得人们对于健康和疾病
的认识以及处理摆脱陷入单纯生物因素的困境。三才医
学模式对于推动中医学术发展，提高诊治疾病、预防疾
病的效果，具有深远的指导意义。

三、《黄帝内经》在世界医学史上的地位

早在两千多年前，我们的祖先就在《黄帝内经》中
系统全面地阐述了精深的医学理论，并且向世人展示出
丰富高效的医疗技术手段。直到今天，这些珍贵的理论
及实践经验仍然有效地指导着中医的临床辨证论治等各
个方面。遗憾的是，目前为止，《黄帝内经》的医学成
就尚未写进世界医学史中，但是《黄帝内经》的学术理
论对世界医学史的贡献，不可低估。

　　"西方医学之父"、希腊医学的代表人物希波克拉底,以他为名的著作《希波克拉底文集》是所有医学界人士都应该阅读和思考的必备之书,也是现在研究希腊医学最重要的典籍。希波克拉底的医学思想至今依然对现代人渗透着生命感悟和健康启迪。近现代中外各流派的文化专家均认为,古希腊文化虽孕育较晚,却是近代欧洲文化——西方文化的始基。医学方面也是这样,我们若把现代医学称作西医,则追求其本源应回溯到古希腊医学去。希腊医学的代表人物是希波克拉底,以他为名的《希波克拉底文集》是现在研究古希腊医学最重要的典籍,被现代人称作是一部历久弥新的经典。其珍贵之处不在于那些古老的治疗技术与心得,而在于字里行间蕴含的关于生命的思考,和通过这些思考而得到的力量。

　　近来有学者将《黄帝内经》与《希波克拉底文集》的主要内容进行了比较,发现了二者之间的相似之处:二书的成书时代相差不远,而且编辑性质相同,都不是成于一人之手,也不是成于一个时代的作品。

　　再进一步从二书的具体内容相比,《内经》认为,凡疾病都有致病的原因,或六淫,或七情,没有什么神秘感;而《希波克拉底文集》在"论圣病"中认为,疾病有它的自然原因,与鬼神等无关。《内经》在对人体进行"解剖而视之"的基础上，建立了"以表知里"、"司外揣内"的藏象学说，认识到人体内血液是流行不止的，血液流行在经脉当中，循环往复，周而复始，肯定了心与血脉的关系，血液是循环运行的；而《希波克拉底文集》中还没有认识到血液是流动的，至于血液循环的发现则是在16世纪。《内经》依照五脏对疾病进行分类；在欧洲医学史上疾病按照器官分类是从公元2世纪罗马的盖仑开始的。《希波克拉底文集》依体液学说将人分为多血质、粘液质、黄胆质、黑胆质四种类型；《内经》采用阴阳五行的方法从体型肥瘦、年龄壮幼、性格刚柔勇怯、心理气质等方面对体质进行分类，远比体液学说的分类详尽确切。《内经》对于人体脉搏的观察，发明了用健康人的呼吸测定脉搏的速度，发现了健康人脉搏与呼吸之间的比率。《内经》为后世医学制定了一整套极具实践价值的防治疾病的原则和方法，始终强调"不治已病治未病"预防为主的思想和"正气存内，邪不可干"的发病学观念。《内经》所发明的经络学说和针刺疗法至今仍显示出极大的科学价值和实用价值。

《黄帝内经》之所以能够历经三千年的沧桑风雨而不凋落，且越来越显示出无比强大的生命力，最根本的原因就是：《黄帝内经》揭示了自然界事物产生、发展、

变化的客观规律，老老实实按照这些规律去观察、研究
人体生命运动，去探讨生命运动的奥秘，因此总结出了
一整套深刻反映客观物质世界的唯物辩证思想理论体
系。举世无双的《黄帝内经》是一部伟大的哲学著作和
医学科学巨著，这么一部唯物辩证哲学与人体生命科学
交相辉映的不朽杰作，理所当然应该在世界医学史上享
有更崇高的地位。①

　　我们确信，随着中医学走向世界，《黄帝内经》的
学术价值必将逐步被学术界所认识，其在世界医学史上
终将占有一席之地。

---

① 陈全功. 黄帝内经在世界医学史上的地位［M］. 昆明:
云南民族出版社，1995.

第五章 《黄帝内经》对人类未来的影响

《黄帝内经》一书，从基础理论到临床病证诊治等各个方面奠定了中医学术理论体系。书中吸收了先秦哲学的先进思想，并结合古代天文、历算、物候、数术及艺术等多学科知识，凝聚了无数先贤们的经验和智慧。它不仅是中医学思维方式和理论体系的奠基之作，也是一部具有人文科学特色的医学巨著。

回顾中华民族历经沧桑，漫长而辉煌的文明历史，我们不仅感慨万千：如果没有中医，中华民族能否自信地走过几千年的岁月？以《黄帝内经》为纲领的中医，对于我们这个民族意味着什么？《黄帝内经》对未来的人类，将会产生哪些影响？

一、《黄帝内经》与我们每一个人的生命密切相关

《黄帝内经》从"天人相应"的整体观念出发，认为医学研究的对象是人的生命。因此，在《黄帝内经》一书中，详尽地、全方位地考察了人，考察了人与自然界之间的关系。以医学、天文学、气象学、地理学、心

理学、生物学、乐理学等学科的丰富材料，论证并丰富了"天人相应"的天人关系论，可谓全息的大生态医学理论。这部神奇的医学巨著，与我们每一个生命个体密切相关。人们可以从中了解到中华民族文化的核心机密，并且在这个过程中感受到中华民族的祖先那令人惊叹的高超智慧，从而发现真正的健康长寿之道。它将引导人们正确认识自然与生命的和谐统一，尊重客观规律，珍爱生命，重视维护自然界的生态环境和人类的身心健康，"直接教育人类认识五脏六腑与五运六气的关系，从而维护生态、减少病态、远离死态；享受天年，形神不衰"。①

（一）中医药的源头至少已有170万年之久

《黄帝内经》的诞生不是偶然的，它是中华民族的祖先数十万年、甚至上百万年生命意识的积累所成。正因为有了这个极其漫长的历史过程，才有了祖先对生命的不断认识和认识的一步步深化，才凝聚成这部医学巨著。

李经纬教授在《中国医学通史·古代卷》绪论中指出："中国医药学的源头历史久远，至少已有170万年

---

① 牛实为.《内经生态观》［M］.北京：中国医药科技出版社，2003.

之久。从文明的曙光在天幕上耀映亚细亚大地之时，遍及神州大地的簇簇史前文化篝火，由点到面连接起来，形成燎原之势，逐渐地融化在文明时代的光华之中。"

在位于中国安徽繁昌县城西南约 10 公里的孙村镇癞痢山的东南坡上，有个人字洞，考古学家们在这里发现了大量远古人类使用过的石器和多种哺乳动物化石。这一发现表明，在 200 万年至 240 万年前，我国长江流域就已经有古人类的活动了。从已发现的石器质量和哺乳动物化石的种类看，人字洞是中国乃至世界罕见的古人类遗址，是迄今为止欧亚大陆已知的最早的古人类活动遗址，它将人类在亚洲的活动历史上推了四五十万年。专家们认为，人字洞极有可能是欧亚大陆人类的发源地。这意味着，我们民族的祖先可追溯到 200 万年以前。

《韩非子·五蠹》中说："上古之世，人民少而禽兽众，人民不胜禽兽虫蛇。有圣人作，构木为巢以避群害，而民悦之。使王天下，号之曰有巢氏。"韩非子笔下的有巢氏，实际上就是与 170 万年前云南元谋人相类似的、我国南方地区的原始居民。可以想象，我们的祖先曾经面临太多的生存问题，饥饿、酷暑、严寒，特别是外伤和病痛，而在诸多的一系列生存问题之中，最直接的便是医疗问题。"即食果瓜蚌蛤，腥臊恶臭而伤腹胃，民多疾病。有圣人作，钻燧取火以化腥臊，而民悦之，使王天下，号之燧人氏。"这大约与10万年到3万年前的旧石器时代中期至晚期相当。

王大有先生在其著作《三皇五帝时代》中写到，燧人氏时代不仅发明了人工取火之术，同时，我国先民辉煌的观测天象的历史也发端于这个时代。并考证认为，中国古代传说中的河图洛书，正是燧人氏观天象的结果，并且由此确定了十月太阳历天干纪历系统的雏形。以农业为主体的古代先民，开创了当时世界上最为发达的天文事业。当其他民族还迷茫在混沌之中时，我们的祖先已经对天穹的大量星象了如指掌。因此，英国学者李约瑟评价说："中国人在阿拉伯人以前，是全世界最坚毅、最精确的天文观察者。"明末清初的学者顾炎武在《日知录》中有这样一句话：夏商周"三代以上，人人皆知天文"。我们的祖先在天球的赤道这一圈发现了28组恒星，即二十八星宿，东南西北各称为苍龙、朱雀、白虎、玄武四个星座，其实相应地代表春夏秋冬四季。

当古人类在向前迈进的同时，他们原先某些坚强的机能却开始退化了，过去不曾遭遇的一些疾病悄悄降临，这应该是人类进步史上所付出的第一笔代价。专家们发现，口腔疾病、创伤性疾病、骨关节疾病、孕产和小儿疾病，普遍蔓延于我国先民中间，于是他们用泥土、树叶、草茎涂裹创伤，用尖锐的石块（砭石）刺破脓肿，于是石针、骨针、石刀、骨刀等医疗器具出现了。考古学者发现，我国的先民遗址中出土了大量与医疗有关的用具，并且年代极其遥远，足以证明李经纬教授"中国医药的源头至少已有170万年之久"的断言。

考古学成就，让我们感觉到了遥远的生命呼唤，并用事实告诉我们：200万年前我们民族的祖先便在这片广阔的土地上留下了深深的足迹，《黄帝内经》是祖先生命的结晶。

（二）《黄帝内经》中所载人类医学发展的历程

《素问·汤液醪醴论》载："自古圣人之作汤液醪醴者，以为备耳。夫上古作汤液，故为而弗服也。中古之世，道德稍衰，邪气时至，服之万全。帝曰：今之世不必已，何也？岐伯曰：当今之世，必齐毒药攻其中，镵石针艾治其外也。"这段文字记载了在上古时期，有圣贤制备用五谷酿造而成的酒剂，用于预防疾病的发生。由于上古时期的人们都懂得并遵循养生之道，健康状况和养生水平很高，很少有人生病，所以，制作药酒也仅仅是备用而已。到了中古时期，人类的道德观念有所衰减，对自然规律的掌握及对生态环境的维护都不及上古时期了。由于完美的自然生态环境遭到破坏，自然气候变化就会经常出现异常，这样就会产生一些外来的致病邪气。病邪入侵人体，就会引发疾病。但是，所发生的疾病多为外感病，病情都比较轻浅，只要服用五谷制作的药酒就可以治愈。当到了黄帝与岐伯探讨医理的时代，人们"以酒为浆，以妄为常，醉以入房，以欲竭其精，以耗散其真，不知持满，不时御神，务快其心，逆于生乐，起居无节"（《素问·上古天真论》)，即人们经常嗜酒无度，狂欢作乐，恣情纵欲，生活作息毫无规律，严重损伤人体内的精、气、神，导致人体虚弱而早衰。此时的人们已经完全违背了养生原则，失去健康而多发疾病，内伤与外感并见，所以在治疗上需要配伍中药内攻病毒，还要外用针刺艾灸等疗法疏通经络，必须采取综合治疗的方法，才能祛除病邪，挽救病人的生命。

《黄帝内经》告诉我们，在人类的发展史上，上古时期是人类及其生存环境发展的初级阶段，人们的思想单纯，乃恬淡之世，所以，人类患病也较轻浅、单纯、易治。而中古之世，自然界在进化，社会在发展，人类的物质生活、精神心理状态也在改变，人们的生存环境已经发生变化而非恬淡之世了，随之而来的是致病因素多样化，疾病种类日增，疾病虽然比较复杂，但尚不属深重和疑难，所以，治疗也比较容易。当随着人类历史的发展，人类及其生存环境逐渐复杂化以后，致病因素对环境的适应性越来越强，疾病变得越来越复杂、难治，所以，单纯地运用内服汤药或外用针灸治疗，均不能达到治愈疾病的目的，必须要多种方法配合，内外兼治，才能治愈。从中可以看出，《内经》以人为本，以精神道德为核心，强调人类心理、精神、道德健康的观念，这也是中国传统文化对中医学影响的体现。这种观念在物质文明、精神文明高度发达的现代，依然具有重要的历史意义。这让我们意识到，医学的发展，随着疾病的发展而发展，疾病的变化与人类社会的进步、人类的文明程度及道德风尚密切相关。

（三）《黄帝内经》中关于人类健康的标准

在《灵枢·本藏》中提出了关于人类健康的标准，指出："人之血气精神者，所以奉生而周于性命者也。经脉者，所以行血气而营阴阳，濡筋骨，利关节者也。卫气者，所以温分肉，充皮肤，肥腠理，司关合者也。志意者，所以御精神，收魂魄，适寒温，和喜怒者也。是故血和则经脉流行，营复阴阳，筋骨劲强，关节清利矣。卫气和则分肉解利，皮肤调柔，腠理致密矣。志意和则精神专直，魂魄不散，悔怒不起，五脏不受邪矣。

寒温和则六腑化谷，风痹不作，经脉通利，肢节得安矣。此人之常平也。"这段文字论述了一个健康无病的人，在身体及精神方面所表现出的正常功能活动情况，包括人的经脉运行正常，将气血营养物质输布于全身各部，从而达到滋润筋骨，滑利关节的作用；人的卫气功能正常，能够温煦肌肉，充养皮肤和腠理，调节人体腠理和汗孔的开合，起着强大的保护机体、抵抗外邪的作用；人的神志功能正常，不仅能够调节、控制精神思维意识活动，还能够根据外界环境的变化，适当调节机体对外界寒温等气候变化的适应能力。

从中可以看到，《内经》关于人类健康的标准有三条：

1. 人体机能活动正常：即"血和"、"卫气和"，以血气运行畅通为标志。具体表现为身体无痛苦，肢体功能活动正常。

2. 人的精神活动正常：即"志意和"，以精神和谐，心理健康，情绪稳定为标志。

3. 人体能适应外界的环境：即"寒温和"，具体表现为根据外界环境、气候变化等情况来适当调节生活起居、衣物和饮食，不因外界气候变化而引发疾病。以主动适应外界环境变化为标志。

世界卫生组织关于人类健康的定义：一是躯体无异

常，二是心理活动正常，三是适应外界环境。与上述三条内容相比较，是完全相符的。可见，《黄帝内经》中所蕴含着的关于人类健康的标准是准确而全面的。

二、《黄帝内经》中的养生学思想是人类健康的保护神

健康长寿，是人类追求的永恒主题。随着人们生活水平的提高和健康观念的变化，对医疗保健提出了更高的要求。未来医学科学研究的重点，将由治疗疾病为主转向预防疾病为主。

现在，人们已经认识到《黄帝内经》中所提倡的人与自然息息相通的"天人相应"整体观念是完全正确的。生命是一个开放的系统，几乎每时每刻都在和外界进行着各种交换，并不断适应外界的各种变化和刺激。生命活动随着自然气候、生态环境等变化而出现相应的反映。然而，处在同样的生存环境中的生命个体，又存在着生存质量及寿命长短等方面的差异，有的人会生病早逝，而有的人却做到了健康长寿。因此，关于人类健康的定义中似乎还要加入这样一种能力，即能够保证个体生命在不同的社会和经济环境下营造生活的能力，这种能力就是人类应该具备的保健能力。

健康不仅属于个人，也属于家庭和社会。无论在任

何国家，维护健康都是每一个人的基本权利之一，是人生价值的基础，是实现家庭幸福必不可少的重要元素，也是一个国家经济繁荣、社会发展的强大推动力。可以说，国民健康是国家构建和谐社会的重要内容，也是促进经济发展和社会进步的核心任务。

据有关资料统计，全世界符合世界卫生组织关于健康定义的人群只占总人口数的 15%，而与此同时，有15% 的人处于疾病状态中，剩下的 70% 的人则处于第三状态（即亚健康状态）。在我国，随着人口老龄化的出现，疾病负担已经成为广泛的社会问题和经济问题，各种老年性疾病、心脑血管疾病、癌症以及各类慢性病的发病率居高不下，广大民众"看病难"、"治病贵"的现象日益严重，国家在医疗财政方面的投入也不堪重负。因此，寻求一条切实可行的医疗保健之路，用以维护和改善广大民众的健康状态，已成为当务之急。

《黄帝内经》中的"治未病"理念和养生学思想，为人类未来的医疗保健事业铺设了光明的前景。在不久的将来，中医学势必越发显示出在防病养生方面的强大优势。

2006 年 3 月 21 日，中国由 16 个部委联合发布的《国家中长期科学和技术发展规划纲要（2006~2020）》，将"人口与健康"作为重点领域之一，明确提出疾病防治重心前移，坚持预防为主，促进健康和防治疾病能力。把医疗卫生工作中的"治病救人"转向维护健康和促进健康，认识到中医学中的"治未病"，对人的身心健康、改善和提高全民族的健康水平而言，都是非常重要的。中医学理论将成为人类预防保健事业的重要指导思想，而《黄帝内经》中的养生学思想将成为人类健康的保护神。

（一）尊重自然规律，顺时养生

《黄帝内经》提出的顺时养生原则是"春夏养阳，秋冬养阴"，即春夏时节要顺从生长之气养护人体的阳气，在秋冬时节要顺从收藏之气养护人体的阴气。春夏养阳，即养生、养长。秋冬养阴，即养收、养藏。要根据春夏秋冬不同季节的阴阳消长规律，也就是气候变化规律及物候特点，来进行调理养生，使人体的阴阳随着自然环境气候变化规律而相应得到调整，并保持阴阳平衡的状态不被破坏，从而保持春夏秋冬都健康无病的良好状态。根据季节变化而适时养生的具体内容如下：

1. 春三月

指农历正月、二月、三月三个月而言。以节气论，指立春至立夏止，共六个节气。春季三个月，是万物推陈出新的季节，天地间的生发之气萌动，万物呈现出一派欣欣向荣的景象。春季生机盎然，万象更新，人们要入夜即睡，清晨早起，舒缓形体，畅达情志，以顺应春生之气。人们要尊重自然万物，主动维护自然生态的平衡，不要人为地破坏大自然的生机。在春季违背养生之道，就会导致肝木损伤，木伤而不能生火，故于夏月火令之时，反变为寒病。春生提供给夏长的基础差，说明春生是夏长的前提。对此，民谚有"一年之计在于春"之说，强调春生之气的重要性。

2. 夏三月

指从立夏至立秋为止的三个月。夏天三个月，是万物繁荣秀丽的季节，天气下降，上气上升，天地之气上下交合，万物便会开花结果。夏日养生表现在生活起居上，就是要注意随着昼长夜短而适当调节。因为夏天入夜要晚，所以，人们入睡也相应要晚一些。白天太阳出来的早，人们也要早起一些，不要厌恶夏天的日长天热。在情志调节上，要保持心情舒畅，不要动怒，以免在阳盛之时肝木郁而化火助阳。夏日阳盛，体内阳气宜宣通发泄于外，所以，在夏季要注意调摄，维持一定的生理汗出也是必要的。现代由于空调的广泛使用，在夏季常使人患上"空调病"，同时，也会使人体的生理汗出受到抑制，从而违背夏季的养生原则，导致疾病的发生。若"逆之则伤心，秋为痎疟，奉收者少，冬至重病"，说明违背夏季的养生原则，就会伤及于心。因心主火，夏季火气当令，所以，夏季火邪易伤于心。夏伤火热之邪，秋感寒凉之气，则可导致寒热交替的疟疾发生。若夏伤于心，长气受损，则秋无以收，收气不足，则冬无所藏，而阳气无以潜藏，导致阳气不足。至冬季寒盛之时，寒水当令，阳虚无以抗御寒邪，故冬时感邪，发病较为严重。在夏季阳盛之时，人们养生要更加注意吸取天地自然界的阳热之气以助体内的阳气，如此，才能适应秋冬的寒凉气候变化，增加机体防御疾病的能力。

3. 秋三月

指农历七、八、九三个月。以节气论，自立秋到立夏为止，共六个节气。秋天三个月，是万物成熟、果实饱满的季节，天气清肃，秋高气爽。人们应该早睡早起，宜安定情绪，以顺应秋收之气，减缓肃杀之气对人体的影响。要注意保护人体的阳气，使秋凉之气平和不致伤人。不要过分悲忧而使肺志太过，要保持肺气的清肃正常。这就是顺应秋收的自然特性，适应于秋季的养生原则。若违背这个原则，就会伤肺，到了冬天，就会发生飧泄，提供给人体适应冬藏的能力也会降低。在秋天万物收敛的季节里，要适当调节情志，控制欲望，以顺应秋日肃杀之气。古时文人多以"悲秋"之情表达落魄情怀，而悲为肺志，太过则伤肺，且违背秋日养生之道，所以，若要长寿健康，就要保持乐观、豁达的心态。此时严冬将至，各种动物均需要摄取营养，以御寒冬，冬眠类动物更是如此。因此，民间有"抓秋膘"的说法。

4. 冬三月

即从立冬至立春为止的三个月。冬天三个月，是万物生机潜伏闭藏的季节。由于寒盛，河水会结冰，地面也会冻裂。人们不要扰动体内的阳气，要早些入睡，晚些起床，起床时间一定要等到太阳升起的时候为宜。人们要适当增加睡眠的时间，注意保护人体的阳气。要使人的神志内藏，安静自若，远离寒冷，保持温暖，不要使皮肤开泄汗出，而导致阳气骤然散失。在冬日阳气衰微、阴寒较盛的季节里，要顺应冬藏的特点，潜藏和保护人体的阳气是养生的关键。这是顺应冬藏的自然特性，适应冬季的养生原则。人们冬季应居于温暖之室，但不宜太过温热，尤其是要避免汗出，因为出汗就会伤津耗气，致使阳气不能潜藏于内而浮散于外，从而违背了冬季的养生原则。违背冬季的养生原则，来年春天就会发为痿证或厥证，影响人体对春季的适应能力。这是因为在冬天没有顺应自然规律及时潜藏人体的阳气，寒气内通于肾，所以冬寒就会损伤肾阳，导致来年春季阳气生发之时，人体的阳气不得及时生发，而春令通于肝，肝主筋，故会出现筋脉挛急或弛缓无力的痿证。四肢为诸阳之末，阳气虚不能温煦四肢，则可致四肢逆冷的厥证。可见，遵照冬日养生原则养生，能够有效预防痿、厥病证的发生。

（二）主张运动健身，内外双修

《黄帝内经》关于运动健身的重要法则，就是"和于术数"。即主张人们要运用各种修身养性的养生方法来调和人体，使人体的阴阳气血始终保持协调状态。术数，指古人调摄精神、锻炼身体的一些养生方法，包括导引、按蹻、七损八益等等，是对养生方法的总称。此处的"导引"，是指古代的健身方法，由意念引导动作，配合呼吸，由上而下或由下而上地运气或活动肢体。相当于现在的气功或体育疗法。通过呼吸俯仰，屈伸手足，使血气流通，促进健康。常与服气、存思、咽津、自我按摩等相互配合进行，属于中国古代的医疗保健体操。

导引术起源于上古，原为古代的一种养生术，早在春秋战国时期就已非常流行，为当时神仙家与医家所重视。后为道教承袭作为修炼方法之一，并使之更为精密，使"真气"按照一定的循行途径和次序进行周流。道教继承发展以导引为炼身的重要方法，认为它有调营卫、消水谷、除风邪、益血气、疗百病，以至延年益寿的功效。

1972~1974年在长沙马王堆汉墓（西汉初期诸侯家族墓地）出土的帛画，是全世界现存最早的导引图谱。原帛画长约100cm，与前段40cm帛书相连。画高40cm，分上下4层，绘有44个各种人物的导引图式，每层绘11幅图。每图式平均高9cm~12cm，为一人像，男、女、老、幼均有，或著衣，或裸背，均为工笔彩绘。其术式除个别人像作器械运动外，多为徒手操练。图傍注有术式名，部分文字可辨。从图中可以看出，无论男女老少，都参加了这种健身运动。这说明在汉代，我国就有了适合所有人群的（全民性的）养生保健的健身运动。

马王堆《导引图》所反映在导引上的四个方面内容，即呼吸运动、肢体运动、器械运动、导引与治病的关系，足以说明中国是世界上较早应用导引的国家。欧洲学者马亭伦承认，西方通过艾氏的介绍，从远东抄袭

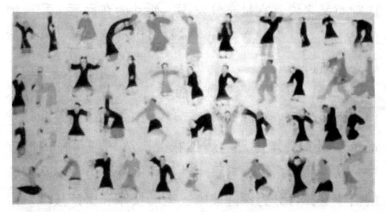

导引图

了中国的医疗体操。英国科学家李约瑟博士也认为，西方现代的医疗体操实际上是从中国早期的体操传入欧洲演变而成的。所以，西方学者称呼中国是"医疗体操的祖国"。

三国时期的名医华佗把导引术式归纳总结为五种方法，名为"五禽戏"，即虎戏、鹿戏、熊戏、猿戏、鸟戏，比较全面地概括了导引疗法的特点，且简便易行，对后世医疗和保健都起了推进作用。后世创立或引进多种导引术，如孙思邈的《千金方》中记载有叩齿吞津法、黄帝内视法、吐纳法、呵气法、摩耳面法、天竺国婆罗门法18势、老子按摩法49势等，现在则有太极拳、大雁功、各种剑术、健身操、广播体操、瑜伽等。

导引法是我国古代医学上主要治疗方法的一种。从医疗意义来说，它是充分发挥、调动内在因素，积极地防病治病。从保健意义上看，它可以锻炼身体，增强体质，保持健康。

按跷，即按摩，又称"推拿"。是以中医的脏腑、经络学说为理论基础，运用手法作用于人体体表的特定部位以调节机体生理、病理状况，达到理疗目的的方法。从性质上来说，它是一种物理的治疗方法。从按摩的治疗上，可分为保健按摩、运动按摩和医疗按摩。按摩是我国最古老的医疗方法，远在两千年前的春秋战国时期，就有扁鹊用按摩、针灸等方法成功抢救虢国太子的病例。《内经》对按摩疗法进行了较为具体的论述，为后世继承和发扬按摩奠定了理论基础。秦汉时期，按摩已成为医疗上主要的治疗方法之一。按摩具有独特的医疗保健作用，已引起国际上多方面的重视，许多国家已开展了这方面的研究工作。

七损八益，所谓七损，是指房事交合中对人体有损害的七种做法。八益，是指房事生活中对人体有益的八种做法。"七损八益"说，是对我国房中养生学理论的重大贡献，至今仍有重要的参考价值。

《黄帝内经》中的"和于术数"强调指出，人类养生保健需要有一些适当的、正确的调摄精神、锻炼身体的方法，人们要选择适应于自身健康所需要的养生方法，以调节情志，锻炼身体。这样，既能陶冶情操，又能强筋壮骨，达到心情愉悦、身体健康的养生目的。

现代快节奏的生活方式，使人们在许多时候都处在疲于奔命的状态，有的人经常因为忙于工作或学业而造成身体严重透支，长期处于亚健康状态。因此，选择一种适宜自身的健身方法来锻炼身体，以维护健康，十分必要。比较简单易行的健身方法有慢跑、散步、竞走、健身操、太极拳，还有最简单的"食了行百步（孙思邈）"，即人们所说的"饭后百步走，活到九十九"之意。选择适合于自身的运动健身方法并不难，关键在于能否坚持不懈，难的是持之以恒。

（三）倡导科学饮食，吃出健康

人的生命活动，需要不断吸收补充营养物质。人类没有饮食提供的营养，就会导致各种疾病发生，甚至会影响到生命的延续。饮食关系到人类生命活动以及健康维护。

关于吃的记载，在《汉书·郦食其传》中有："王者以民为天，而民以食为天。"

孔子曰："饮食、男女，人之大欲存焉。"

《黄帝内经》说："饮食自倍，肠胃乃伤。"

孙思邈说："安生之本，必资于食。"

朱震亨说："因纵口味，五味之过，疾病蜂起。"

随着社会经济的发展，人类的生活水平不断改善，人们的饮食结构也发生了很大的变化，各种"吃出来的"疾病日益增多，并向低龄人群蔓延。世界卫生组织资料显示，东亚地区在创造经济奇迹的同时，也为这个地区制造了大量糖尿病患者，估计已达到 3000 万人。世界卫生组织在一个声明中指出，太平洋地区的糖尿病人数，估计在未来 25 年会增加近一倍，达到 5600 万人，其中大约 3800 万人在中国。此外还有诸如肥胖症、高血压病、心脏病、肿瘤、高脂血症、酒精性高脂血症综合征、脂肪肝、胰腺炎、胆囊炎、胃溃疡、胃炎、结肠炎、肠炎、胃肠功能紊乱、内分泌失调等由于饮食不当而引发的多种疾病。这些"吃出来的"疾病的患者人数不断增加，直接影响到人民的健康，威胁到人民的生活质量，缩短人类的寿命。

怎样才能吃出健康？人们将向古老的《黄帝内经》寻求答案。

《黄帝内经》认为，饮食是人体赖以生存的必要条件，饮食失宜是引起诸多常见病的主要因素。并在书中记载了大量关于饮食养生的理论，提出指导人们进行饮食养生的原则及方法。

1. 谨和五味——各种食物搭配合理。以五谷为主要营养，以五果为辅助，以五肉为补益，以五菜为补充。
"气味合而服之，以补精益气。"——谷肉果菜搭配合理
食用，能够补益人体的精气。

谷肉果菜各有五，如下表：

五味	五谷	五果	五畜	五菜	五脏	季节
酸	麻	李	犬	韭	肝	春
苦	麦	杏	羊	薤	心	夏
甘	稷	枣	牛	葵	脾	长夏
辛	稻	桃	鸡	葱	肺	秋
咸	豆（菽）	栗	猪	藿	肾	冬

因此，提出"谨和五味"的观点，即注意饮食五味
的合理搭配，调和食物摄入的比例，防止偏食，保持营
养均衡。

2. 食不偏嗜——各种口味适当调和。《素问·生气
通天论》说："阴之五宫，伤在五味。"指出贮藏人体
阴精的五脏，容易因为偏嗜饮食五味而受到损伤。并指
出味过于酸，会导致"脾气乃绝"；味过于咸，可引起
"心气抑"；味过于甘，容易引起"肾气不平"；味过于
苦，会发生"脾气湿滞"；味过于辛，可导致"筋脉衰
败"。因此，《素问·至真要大论》说："气增而久，夭
之由也。"说明饮食失调，偏食某味过量，日久就会损
伤内在脏腑的功能，成为人们多病而短寿的原因。

《内经》告诫人们，五脏的阴精来源于饮食五味所

化生的水谷精微，全身各处脏腑组织器官，都有赖于水谷精微的滋养。而贮藏阴精的五脏，却又会因饮食五味太过而受到伤害，即偏嗜五味，能够导致脏气偏盛而损伤五脏，会引起五脏功能失调。这说明饮食物对人体五脏有"养"和"伤"的双重作用。因此，小心调和、搭配饮食五味，就能够营养充沛，筋强骨壮，身体健康。人们如果能够谨慎而严格地遵循养生的法则，就可以健康强壮而享有天赋的寿命。

3. 食不过量——各种饮食摄入适量。《素问·痹论》说："饮食自倍，肠胃乃伤。"指出饮食摄入过量，就会损伤胃肠道导致疾病发生。

《素问·奇病论》指出："夫五味入口，藏于胃，脾为之行其精气。津液在脾，故令人口甘也。此肥美之所发也，此人必数食甘美而多肥也。肥者令人内热，甘者令人中满，故其气上溢，转为消渴。"饮食物由口入胃中，经过消化吸收化生成营养物质。营养物质丰盛，会出现口中多涎并有甜腻的感觉。这种病多是肥胖的人所得，这样的人一定是长期过食脂肪类和甘甜类食物且身体比较肥胖的人。脂肪类的食物能够使人产生内热，甘甜的食物能够使人胸中胀满。日久，会发展成为消渴病。

《素问·生气通天论》指出："高粱之变，足生大丁"，意思是长期过食肥甘厚味等高热量的食物，就会引起疔疮类病变。

4. 食知所宜——食应节气，寒温适中。《灵枢·师传》："食饮者，热无灼灼，寒无沧沧。寒温中适，故气将持，乃不致邪僻也。"无论是吃的食物还是喝的饮品，要做到不要太灼热，也不能过于寒凉，应该寒温适度，这样才能保持正气不受损伤，也不会导致病邪入侵。

5. 食无所犯——食不贪多，勿犯禁忌。每餐的饮食不可过杂过多，即"食不欲杂"。

李时珍在《本草纲目·饮食禁忌》中有记载（节选）：

猪肉忌：生姜、荞麦、葵菜、胡荽、梅子、炒豆、牛肉、马肉、羊肝、麋鹿、龟鳖、鹌鹑、驴肉。

猪肝忌：鱼鲙（脍）、鹌鹑、鲤鱼肠子。

羊肉忌：梅子、小豆、豆酱、荞麦、鱼鲙、猪肉、醋、酪、鲊。

犬肉忌：菱角、蒜、牛肠、鲤鱼、鳝鱼。

牛肉忌：黍米、韭菜、生姜、猪肉、犬肉、栗子。

鸡肉忌：蒜、芥末、生葱、糯米、李子、鱼汁、犬肉、鲤鱼、兔肉、獭肉、鳖肉、野鸡。

生葱忌：蜜、鸡、枣、犬肉、杨梅。

桃子忌：鳖肉。

目前，许多学者对于《黄帝内经》中饮食养生理论的研究前景充满希望。有学者认为，长期高热量饮食的摄入及食糖过多，吃得太好，加上运动和体力劳动较少，肥胖的人增多，糖尿病发生的危险因素也增强。所以建议还是回到《黄帝内经》所倡导的以粮食为主的膳食结构中来，减少膏粱厚味的摄入量，以提高生命的生存质量，减少疾病，延长寿命。有人认为中医学的"食养"和"食治"的"食医学"将与食品科学、食品化学、病态营养学、临床营养学等相互渗透，在交叉中得到飞跃，成为二十一世纪传统医学的新亮点。

中医食治（也称食疗），是指在无病的情况下注意调节饮食以保持健康；有病时宜先用食疗调治，若食疗调治不愈，再运用药物调治。这是因为"药食同源"，饮食物与药物一样，都具有四气五味，因此，饮食物也同样具有调和阴阳、补益气血、养正祛邪等功效，并且与药物相比，服食方便、作用温和、安全可靠、无毒副作用。提倡食治，充分体现了《黄帝内经》所倡导的"治未病"预防原则及重视保护人体"胃气"而不要滥用药物的宝贵思想。

因此，应该加强《黄帝内经》饮食养生理论的基础研究，并将其成果广泛应用于临床实践，普及饮食养生保健知识和理念，深入研究《黄帝内经》中饮食养生的理论及科学内涵，并结合现代人们生活水平及饮食习惯，正确指导人们合理膳食，吃出健康，益寿延年，使《黄帝内经》饮食养生理论在预防保健、治疗疾病、滋补强身和抗衰益寿等方面，发挥出更大的作用。

三、中医药学是世界医学未来的发展方向

随着人类科学技术的不断发展，当代自然科学也面临着新的挑战。有中医学者已经指出：中医学，实际上是未来科学发展的一个方向。未来科学的思路，肯定要吸取东方科技文化中的精华。现在自然科学在场、信息、时间等一系列重大问题上都没有突破，所以一再想从东方吸取营养，然后进行新的科学革命。如果中医能够保存自己，发展自己，就会在未来科学中取得自己的地位。①

（一）中医药学在医疗保健事业中的优势

以《黄帝内经》为纲的中医学，历经 2500 多年的医疗实践，支撑着世界上人口众多的文化大国，为中华民族的繁衍生息及健康保健事业作出了巨大贡献，而且

---

① 于江泓，王黎亚．黄帝内经［M］．广州：花城出版社，2004：8.

至今仍然显示出其强大的生命力和绝对优势。

中医学以其系统的医学理论及科学的整体观念，依靠中国古代先贤创立的阴阳五行哲学体系而构筑，并形成独特的中国医药学理论体系。它创造了世界学术史上两个奇迹：一是脱离自然科学总趋势的轨道，而仅仅依靠以阴阳五行为特征的自然哲学和经验的积累，迄今还能够表现出强大的生命力；二是投入极小，居然为一个13亿人口文化大国的医疗保健作出了令人叹服的贡献。

人类进入二十一世纪以来，健康观念、疾病谱的变化，社会老龄化的出现，环境污染，生物制剂与化学药物的毒副作用等，各种问题不断出现。面对这些新问题，人们以中医药学的整体观念及辨证论治思想为指导，在解决实际问题中证实了中医药学的强大优势，为人类医学的未来发展方向寻求到可靠的出路。

可贵的是，早在《黄帝内经》时代，医学界就认识到心理、社会等因素对人体健康的影响，并提出应对措施与有效疗法，对于指导现代医疗实践具有重要的价值和意义。当今社会，生存危机、竞争意识、追逐最大经济利益价值观等空前高涨，人们面对着社会压力、就业问题、物欲刺激，无论是学习还是工作，无论是在社会中还是在家庭中，都承受着相当大的心理压力和身体重负，有的人长期处于身心俱疲状态无法自拔，就会出现各种不适的症状，常见的有：失眠多梦、心烦易怒、心悸气短、精神抑郁、疲乏倦怠、食欲不振、大便秘结，甚至性功能障碍等，现代医学将这种情况统称为"亚健康状态"。现代医学研究表明，心理社会因素是决定人体健康的重要因素。医学心理学家指出，社会安定、家庭稳固、婚姻美满、人际关系和谐、有可信赖亲友的人，其患病率明显低于生活孤独者或心理压力大的人。人类疾病中有50%左右与生活方式、行为方式有关，而生活方式与行为方式又多与社会、心理因素相关，有时心理因素甚至起着主导作用。有研究显示，在竞争激烈、工作压力大、忧患意识强烈的人群中，患有心脑血管疾病、癌症、精神病等疾病的人明显增多。因此，注重营造安定和谐、民主自由、道德高尚的社会环境，是人类养生保健事业发展的重要前提和保障。

1. 有效干预人类的亚健康状态

亚健康状态这一概念，最早是由前苏联学者 Berkman 在20世纪80年代提出来的，人体除了健康和疾病状态之外，还存在着一种非健康非疾病的状态，这种状态被称为"第三状态"。1998年美国疾控中心对"慢性疲劳综合征"进行了正式命名，此病成为亚健康人群中的新成员。在国外，尚没有"亚健康"这一称谓，我国学者王育学首先使用了"亚健康"这一概念，并将其界定为健康与疾病的中间状态。[①]

亚健康概念，进一步拓展了中医学术新领域。亚健康状态是世界卫生组织（WHO）提出的一组临床症状，介于健康与疾病边缘状态，又称次健康状态、第三状态、灰色状态。这是一种现代文明病，仪器检查无阳性及器质性病变，但又存在频繁出现的不健康的生理状态。亚健康概念的提出，是现代健康的新思维、新理念。现代医学认为，导致亚健康状态的主要原因是生活节奏加快，长期处于紧张状态，心理压力不断加大，饮食不规律、结构不合理，过度疲劳，睡眠不足，人体自然衰老等。因涉及多学科、多系统，故对其诊治颇为棘手。

中医未病学与亚健康有着许多共同之处。《黄帝内经》提出的未病学理论，未病学中潜病态、前病态等，均当属亚健康状态。中医学认为，健康是人与自然环境及社会之间的一种动态平衡，"阴平阳秘，精神乃治"，而亚健康和疾病则是属于人体的阴阳失衡。中医历来强调"形神合一"，重视情志、环境、生活习惯等因素在

---

① 于春泉．健康人亚健康状态中医基本征候及其诊断标准的临床研究［D］．天津中医学院，2005．

疾病发生、发展、预后方面所起的作用。亚健康概念的介入，开拓了中医学术新领域，开阔了中医诊察疾病的视野，解除了许多人对于有症状而无疾病的困惑。[①]

目前，亚健康状态的研究，已成为国内外关注的热点问题。有关亚健康状态的概念、症状、评估标准及亚健康状态的生理生化检测等，均已进一步明确。运用中医学辨证论治的理论和方法，特别是结合中医体质学说进行研究，将有助于正确认识及准确防治亚健康状态，中医学在这方面的优势，正在日益显现。[②]

国内已经有多家中医院设有治未病研究中心、治未病诊室，北京还开设了专门的治未病医院。有效干预人类亚健康状态，使人们摆脱困境，及时杜绝疾病的发生，成为当代中医的主要任务。

2. 指导人们树立"治未病"的理念

《素问·四气调神大论》说："是故圣人不治已病治未病，不治已乱治未乱，此之谓也。"强调指出高明的医生不是等到疾病发生才开始治疗，而是在未病之

---

① 岑瑞深. 浅谈中医应对亚健康状态之策略 [J]. 国医论坛，2003，18 (3)：44-45.

② 龚海洋，王琦. 亚健康状态及其中医学研究进展述评 [J]. 北京中医药大学学报，2003，26 (5)：1-6.

时，就加以防御。就像治理国家一样，不要等到出现暴乱时，才开始研究平乱的方法，而是在未乱之前，就制定出各种防止暴乱发生的策略，由此而提出治未病的预防医学思想，这反映出《黄帝内经》以预防为主的学术观点，对后世中医学的发展影响深远。

治未病，首先要求人们适应自然气候，加强锻炼，增强抗病能力，预防疾病发生。其次，如《灵枢·逆顺》所说："上工刺其未生者也"，是指当疾病发生以后，要掌握疾病的传变规律，防止疾病发展。《难经·七十七难》中以肝病传脾为例，指出："所谓治未病者，见肝之病，则知肝当传之与脾，故先实其脾气，无令得受肝之邪，故曰治未病焉。"这种根据五脏相乘而传的规律，提出"先安未受邪之地"的观点，突出了既病防变，有病早治，掌握疾病传变规律，截断其传变途径，使疾病得以及时治疗的积极思想。《难经》提出"上工治未病"，是对《黄帝内经》"治未病"的补充和发展，《内经》、《难经》"治未病"内容互补，构成了中医学完整的预防思想。这种早期治疗原则是基于对疾病全过程的审查而建立的，历代医家在精研《内经》、《难经》的基础上对其发挥，继承了《内经》、《难经》的治未病原则，并注重紧密联系临床实践。

"未病"包含无病状态、病而未发、病而未传几层涵义。中医"治未病"的根本原则在于顺应自然、平衡阴阳，通过预先采取措施，防止疾病的发生与发展。中医在长期的医疗实践中，充分认识到在未病之前先做好预防工作的重要性。在临床上，可选择贴敷穴位、推拿、气功导引、练太极拳、食疗调理及丰富多彩的"自然疗法"等，使人从中受益，增强体质，有效防止疾病的复发或传变。王琦提出的"辨体—辨病—辨证相结合的诊疗模式"，为进一步丰富中医治未病的内涵提供了借鉴。后世医家乃至今世学者，对"治未病"的早期治疗原则均普遍重视。

中医治未病的理念就是：引导人们树立正确健康理念；通过亚健康检测发现人体隐潜信息，从而评估组织器官功能状态；采用多种干预手段使之恢复最佳机能。所以应普及健康教育，传播健康理念，让人们充分认识到中医治未病的重大意义和强大优势，真正实现"发现疾病于孕育之初，消灭疾病于萌芽状态"的理想境界。

总之，治未病包含着预防为主、防微杜渐、早期诊断早期治疗的医学思想，体现出《黄帝内经》重视生命的生存质量，提倡预防保健的科学主张。

（二）中医药学在防治重大疾病中的作用

进入二十一世纪以来，不断有国内外专家指出，随着各个国家对中医药的发展越来越重视和专家们的深入研究，中医药正在重大疾病防治方面发挥着越来越大的作用。

中医药在重大疾病防治方面日益重要的作用主要表现在以下几个方面：

第一，中医药在 SARS、禽流感、艾滋病及猪链球菌感染等新型传染病的治疗上，发挥了十分重要的作用，能够有效减轻患者的症状，减少并发症，降低死亡率，且得到科学界的广泛认可。

第二，中医药在癌症、慢性肾功能衰竭、缺血性中风等疑难性疾病的治疗中，能起到减轻患者症状，提高患者生活质量的作用。

第三，中医药疗法在急症中的应用，前景可观。

第四，中医药对冠心病、血管性痴呆、颈椎病和腰椎间盘突出症等常见病，疗效显著。

目前，中国政府已经认识到中医药学是中国传统优秀文化的重要组成部分，是世界医药宝库中的瑰宝。中国已经将发展传统医药写入宪法，并制定了行政法规和一系列政策，极大地推动了中医药事业的健康发展。中国政府鼓励要在继承和发扬中医药科学内涵、学术本质、特色优势的同时，加强中医药创新体系建设，推进重大理论、研究方法和关键技术等方面的创新。实施

"名院、名科、名医，名厂、名店、名药"战略，发展中医药健康产业。开展中医药优势病种临床研究，进一步发挥中医药在常见病、多发病和疑难病，特别是重大疾病防治方面的独特作用。开展国际交流与合作，努力把中医药文化推向世界，大力加强人才培养和队伍建设，促进和保障中医药事业的全面、协调、可持续发展，为提高中国人民和世界人民健康水平，做出更大贡献。

参考书目

［1］王洪图．黄帝内经研究大成［M］．北京：北京出版社，1997.

［2］王冰．黄帝内经素问［M］．北京：人民卫生出版社，1963.

［3］龙伯坚．黄帝内经概论［M］．上海：上海科学技术出版社，1980.

［4］甄志亚．中国医学史［M］．上海：上海科学技术出版社，1997.

［5］田代华整理．灵枢经［M］．北京：人民卫生出版社，2005.

［6］王琦．中医治未病解读［M］．北京：中国中医药出版社，2007.

［7］刘炳凡．黄帝内经临证指要［M］．长沙：湖南科学技术出版社，1998.

［8］牛实为．内经生态观［M］．北京：中国医药科技出版社，2003.

［9］陈全功．黄帝内经在世界医学史上的地位［M］．昆明：云南民族出版社，1995.

［10］马继兴．经典医籍版本考［M］．北京：中医古籍出版社，1987．

［11］于江泓，王黎亚．《黄帝内经》［M］．广州：花城出版社，2004．

［12］王庆其．内经选读［M］．北京：中国中医药出版社，2003．